T0233362

Informatorium voor Voeding en Diëtetiek –
Supplement 103 – december 2019

Majorie Former • Gerdie van Asseldonk
Jacqueline Drenth • Caroelien Schuurman
Redactie

Informatorium voor Voeding en Diëtetiek – Supplement 103 – december 2019

Dieetleer en Voedingsleer

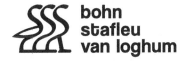

bohn
stafleu
van loghum

Houten 2020

Redactie

Majorie Former
Nutritext, Almere, Nederland

Gerdie van Asseldonk
Delft, Nederland

Jacqueline Drenth
Garrelsweer, Nederland

Caroelien Schuurman
Den Hoorn, Nederland

ISBN 978-90-368-2425-5   ISBN 978-90-368-2426-2   (eBook)
https://doi.org/10.1007/978-90-368-2426-2

NUR 893
Basisontwerp omslag: Studio Bassa, Culemborg
Automatische opmaak: Scientific Publishing Services (P) Ltd., Chennai, India

Bohn Stafleu van Loghum
Walmolen 1
Postbus 246
3990 GA Houten

www.bsl.nl

Voorwoord bij supplement 103

December 2019

Beste lezer,

In dit supplement zijn vijf hoofdstukken aangepast aan de nieuwste wetenschappelijke inzichten.

Het hoofdstuk 'Dieet bij chronische nierschade' is door I. Jans, diëtist nierziekten werkzaam in het ziekenhuis Gelderse Vallei te Ede, geactualiseerd op basis van de in 2018 verschenen Multidisciplinaire richtlijn 'Diagnostiek en beleid bij volwassenen met chronische nierschade (CNS)'. Het dieet bij CNS richt zich op de behandeling van progressiefactoren, behandeling van complicaties en cardiovasculair risicomanagement. De dieetmaatregelen beogen onder andere het uitstellen van uremische complicaties, regulering van de vochthuishouding en elektrolytenbalans, het verminderen van het cardiovasculair risico, het handhaven dan wel verbeteren van de voedingstoestand en, voor zover mogelijk, het vertragen van de achteruitgang van de nierfunctie.

Het hoofdstuk 'Voeding bij mensen met een verstandelijke beperking' is herschreven door de diëtisten C.M.C. van Hees, Stichting Amarant in Tilburg, R.S. van Hoevelaken, Stichting Reinaerde in Utrecht, en A.H. Sadeghi, Stichting Van Boeijen te Assen. In dit hoofdstuk wordt ingegaan op de complexiteit van de problematiek bij mensen met een verstandelijke beperking in het algemeen. Vaak is er sprake van meervoudige, motorische en zintuiglijke beperkingen met bijkomende gedragsproblematiek wat tot voedingsproblemen kan leiden. De belangrijkste aandachtspunten van de dieetbehandeling zijn beschreven.

T.A.J. Tas, MSc, verpleegkundig specialist en N.M. van Rijssen, MSc, diëtist, beiden verbonden aan het TPV & Darmfalenteam van het Amsterdam UMC, locatie AMC, hebben drie hoofdstukken geactualiseerd met betrekking tot enterale, klinische en parenterale voeding. Klinische voeding is geïndiceerd voor zieke mensen, en wordt niet via de gebruikelijke weg maar op kunstmatige wijze toegediend. Dit gebeurt via een voedingssonde, voedingsfistel of via een directe toegang in de bloedbaan. Het doel is het stimuleren van het metabolisme door optimalere voedingsinname, waardoor complicaties van ziekte en behandeling worden beperkt of voorkomen. Het vaststellen van de behoefte aan voedingsstoffen, de verschillende wegen voor toediening van klinische voeding en de complicaties die kunnen optreden worden hierin besproken.

Vriendelijke groet, namens de redactie
Majorie Former, hoofdredacteur

Inhoud

Hoofdstuk 1
Dieet bij chronische nierschade

December 2019

I. Jans

Samenvatting Het dieet bij chronische nierschade (CNS) richt zich op de behandeling van progressiefactoren, behandeling van complicaties en cardiovasculair risicomanagement. De *Richtlijnen goede voeding* vormen het uitgangspunt van het dieet. Aanpassingen daarop zijn afhankelijk van het stadium van de chronische nierziekte, de metabole ontregelingen en ontstane complicaties. Naast een zoutbeperking (natriumbeperking) kunnen ook beperkingen van eiwit, kalium, fosfaat en vocht zijn geïndiceerd. Naarmate de nierfunctie verslechtert, neemt het percentage patiënten met ondervoeding toe. Handhaven dan wel verbeteren van de voedingstoestand is daarom een belangrijk aandachtspunt.

1.1 Inleiding

Bij chronische nierschade is er sprake van onherstelbare schade van het nierweefsel, wat kan leiden tot nierfunctieverlies. De nieren filteren minder afvalstoffen uit het bloed waardoor ze in het bloed achterblijven, en/of de nierfilters laten onbedoeld stoffen (waaronder eiwit) doorlekken naar de urine.

De nierfunctie wordt uitgedrukt in eGFR (estimated glomerular filtration rate) (fig. 1.1). Voor nierfunctiebepaling wordt schatting middels de CKD-EPI-formule aanbevolen. Bij patiënten met chronische nierschade wordt het stadium van de ziekte vastgesteld op grond van de eGFR en de eventuele aanwezigheid van albuminurie/proteïnurie, onafhankelijk van de diagnose.

I. Jans (✉)
Ziekenhuis Gelderse Vallei, Ede, Nederland
en Diëtisten Nierziekten Nederland, werkgroep richtlijnen

M. Former et al. (Red.), *Informatorium voor Voeding en Diëtetiek – Supplement 103 – december 2019*, https://doi.org/10.1007/978-90-368-2426-2_1

nierfunctie (eGFR in ml/min/1,73 m²)		albuminurie stadia (albumine/creatinine ratio in mg/mmol)		
		A1	A2	A3
stadium	beschrijving	normaal < 3	matig verhoogd 3–30	ernstig verhoogd > 30
G1	normaal of hoog ≥ 90			
G2	mild afgenomen 60–89			
G3a	mild tot matig afgenomen 45–59			
G3b	matig tot ernstig afgenomen 30–44			
G4	ernstig afgenomen 15–29			
G5	nierfalen < 15			

legenda	risicoschatting	prevalentie in de algemene bevolking
▥	geen chronische nierschade	88 %
☐	mild verhoogd risico	9,2 %
▦	matig verhoogd risico	2,0 %
▰	sterk verhoogd risico	< 1 %

Figuur 1.1 De kleurcodering is gebaseerd op het relatieve risico op overlijden, cardiovasculaire eindpunten, het optreden van acuut nierfalen en eindstadium nierfalen (Multidisciplinaire richtlijn Diagnostiek en beleid bij volwassenen met chronische nierschade 2018)

Door het ontbreken van vroege symptomen wordt chronische nierschade vaak pas in een laat stadium (bij een eGFR ≤ 30 ml/min/1,73 m²) ontdekt. Bij voortschrijdende daling van de glomerulaire filtratiesnelheid (GFR) treden uremische klachten op, zoals verminderde eetlust, misselijkheid, braken, aversie tegen bepaalde voedingsmiddelen, jeuk, hoofdpijn en vermoeidheid. Sneller vermoeid zijn en langzamer herstellen na ziekte of inspanning kan een eerste (aspecifieke) klacht van de patiënt zijn. Mensen met een verhoogd risico op chronische nierschade zijn doorgaans oudere patiënten die bekend zijn met hypertensie, diabetes, overgewicht of hart- en vaatziekten. Ook een positieve familieanamnese voor erfelijke nierziekten (zoals cystenieren), recidiverende urineweginfecties, nierstenen of prostaatklachten kunnen tot chronisch nierfunctieverlies leiden. De snelheid in achteruitgang van de nierfunctie kan tussen patiënten sterk verschillen.

(Dieet)interventie richt zich op het positief beïnvloeden van de factoren die de progressie kunnen beïnvloeden: hoge bloeddruk, albuminurie/proteïnurie, slechte glucoseregulatie en een verhoogd serum urinezuurgehalte. De behandeling van complicaties richt zich op de calcium- en fosfaathuishouding, metabole acidose, verstoorde elektrolytenbalans, anemie, uremische klachten, vochtretentie en de voedingstoestand. Cardiovasculair risicomanagement richt zich ten slotte op hyperlipidemie, gewichtsreductie bij een te hoog gewicht en leefstijl (Multidisciplinaire richtlijn Diagnostiek en beleid bij volwassenen met chronische nierschade 2018; DNN 2019; Hemmelder et al. 2018).

Een goede bloeddrukregulatie is van groot belang om progressie af te remmen en albuminurie te verminderen. Daarnaast speelt het dieet een belangrijke rol bij het reguleren van de elektrolytenbalans. Het cardiovasculaire risico is vaak hoog tot zeer hoog, afhankelijk van de stadiëring van de chronische nierschade. Zowel traditionele risicofactoren, zoals leeftijd, diabetes, hypertensie en hyperlipidemie, als niet-traditionele risicofactoren, zoals anemie, volume-overbelasting (het volume van het bloed neemt toe waardoor de druk op de wanden van de bloedvaten hoger wordt), hyperfosfatemie en een geactiveerd RAAS-systeem spelen een rol.

Het Renine Angiotensine Aldosteron Systeem wordt aangestuurd door de nieren en is van cruciaal belang voor het handhaven van een normale bloeddruk. Als de nieren door lage bloeddruk of ondervulling van te weinig bloed worden voorzien, geven ze renine af. Dit hormoon zet het in de lever gemaakte angiotensinogeen om in angiotensine I, dat vervolgens door het 'angiotensine converting enzyme' (ACE) wordt omgezet in angiotensine II. Dat is een vasoconstrictor, met als gevolg dat de bloeddruk stijgt. Daarnaast zorgt angiotensine II voor de productie van aldosteron, dat er op zijn beurt voor zorgt dat de terugresorptie van natrium en water toeneemt. Via een feedbacksysteem daalt daarna de renineproductie weer.

Voor het verminderen van het cardiovasculaire risico worden leefstijladviezen geadviseerd (BRAVO-factoren: stimuleren van Beweging volgens de Beweegrichtlijnen 2017, stoppen met Roken, matigen met Alcohol, gebruik Voeding conform de *Richtlijnen goede voeding* en aandacht voor Ontspanning), in combinatie met medicamenteuze behandeling conform de Richtlijn Cardiovasculair risicomanagement (CVRM 2019).

1.2 Dieetadvies bij chronische nierschade

1.2.1 Dieetprincipe

De dieetmaatregelen beogen onder andere het uitstellen van uremische complicaties, regulering van de vochthuishouding en elektrolytenbalans, ondersteuning van de regulatie van de bloeddruk en de calcium-fosfaathuishouding, het verminderen van het cardiovasculair risico, het handhaven dan wel verbeteren van de voedingstoestand en, voor zover mogelijk, het vertragen van de achteruitgang van de nierfunctie. De belangrijkste adviezen per voedingsstof staan samengevat in tab. 1.1.

1.2.2 Algemene richtlijn en achtergronden bij het advies

1.2.2.1 Eiwit

Al decennialang zijn in de diëtetiek een verminderde nierfunctie en het eiwitbeperkt dieet onlosmakelijk met elkaar verbonden. In vele studies hebben onderzoekers getracht een antwoord te vinden op vragen als:

- In hoeverre kan een eiwitbeperking in de voeding nierfunctieverlies vertragen?
- In hoeverre kan een eiwitbeperking in de voeding uremische complicaties voorkomen?

Tabel 1.1 Dieetkenmerken[a]

eiwit	bij eGFR $\geq$ 30 ml/min/1,73 m²: normaliseren van de eiwitinname bij eGFR < 30 ml/min/1,73 m²: eiwit 0,8 g per kg actueel of gecorrigeerd lichaamsgewicht; voor patiënten $\geq$ 65–70 jaar is 1,0–1,2 g per kg actueel of gecorrigeerd gewicht te overwegen, afhankelijk van metabole regulatie
zout (natrium)	maximaal 6 gram zout (2.400 mg natrium)
kalium	streven naar een serumkaliumwaarde < 5,5 mmol/l bij te hoge serumkaliumwaarde: 2.000–3.000 mg kalium op geleide van de serumkaliumwaarde
fosfaat	fosfaatinname beperken aandacht voor het juist innemen van fosfaatbinders streven naar het normaliseren serumfosfaatwaarde (< 1,50 mmol/l)
vocht	1,5–2 liter per dag bij autosomaal dominante polycysteuze nierziekte (ADPKD): 3–4 liter per dag bij chronische nierschade in combinatie met nierstenen of jicht: 2–3 liter per dag
energie	inschatten op basis van actueel gewicht a.h.v. FAO/WHO/UNU-formule of bij BMI $\geq$ 30 kg/m² de formule van Harris & Benedict zo nodig aanpassen aan de hand van het gewichtsverloop bij overgewicht streven naar gewichtsverlies bij verhoogde buikomvang streven naar afname buikomvang
overig	voeding samenstellen voor zover mogelijk volgens adviezen *Richtlijnen goede voeding* streven naar max. 10 en % verzadigd vet voldoende voedingsvezels, vitamines en mineralen

[a] Voor een individuele patiënt kunnen nefroloog en/of diëtist andere behandeldoelen en dieetbeperkingen vaststellen.

- Heeft eiwitbeperking invloed op de voedingstoestand van de patiënt met chronische nierschade?
- In welk stadium van chronische nierschade kan het best gestart worden met een eiwitbeperking in de voeding?

Tot op heden zij deze vragen niet met zekerheid te beantwoorden.

Een verlaging van de eiwitinname leidt tot een vernauwing van de aanvoerende bloedvaten naar de nieren. Op korte termijn resulteert dit in een afname van de glomerulaire filtratiesnelheid. Na verloop van tijd blijkt dit de glomerulaire schade juist te verminderen, met als gevolg dat de nierfunctie stabiliseert of verbetert. Daarentegen verwijdt een eiwitrijk dieet de aanvoerende bloedvaten, waardoor de intraglomerulaire druk hoger wordt. Dit leidt aanvankelijk tot een verhoogde glomerulaire filtratiesnelheid, maar leidt uiteindelijk tot progressieve fibrose en nierschade (Kalantar-Zadeh en Fouque 2017). In theorie is er bij chronische nierschade dan ook een indicatie voor een eiwitbeperkt dieet.

Het gebruikelijke advies is 0,8 g eiwit/kg. De eiwitbehoefte van mensen met een lacto-ovovegetarisch en een veganistisch voedingspatroon is respectievelijk 1,2 en 1,3 maal hoger dan de behoefte van mensen met een gemengde voeding (Gezondheidsraad 2001). Hoewel dit advies overeenkomt met de aanbevolen hoeveelheid conform de Nederlandse voedingsnorm, is dit in de praktijk voor veel patiënten een daadwerkelijke beperking.

Het bewijs voor de eiwitbeperking uit diverse studies blijkt echter niet overtuigend. Dit is voor een deel te wijten aan de veelal hogere eiwitinname dan gepland in de interventiegroepen. Het is mogelijk dat strikte toepassing van het eiwitbeperkte dieet op 0,8 g/kg wel tot statistisch significante verschillen zou leiden. Overigens blijft dan de vraag of dit statistisch significante verschil ook een klinisch relevant verschil zou betekenen.

Internationaal is het gebruikelijk de eiwitbeperking te baseren op ideaal gewicht; dit komt daarom vaak terug in richtlijnen die gebaseerd zijn op internationale richtlijnen. In Nederland wordt hiervoor het actueel gewicht gehanteerd, waarbij een correctie wordt toegepast voor over- en ondergewicht. Het advies is om bij een BMI < 20 kg/m^2 uit te gaan van het lichaamsgewicht dat past bij BMI 20 kg/m^2, en bij een BMI > 27 kg/m^2 van een lichaamsgewicht dat past bij BMI 27 kg/m^2 (DNN 2019).

De 'Multidisciplinaire Richtlijn Chronische Nierschade' beveelt aan:

- Chronische nierschade en een eGFR $\geq$ 30 ml/min/1,73 m^2: eiwitbeperking van 0,8 g/kg ideaal lichaamsgewicht per dag wordt niet aanbevolen; het is verstandig een hoge eiwitinname (> 1,3 g/kg ideaal lichaamsgewicht per dag) te vermijden.
- Chronische nierschade en een eGFR < 30 ml/min/1,73 m^2: eiwitbeperking van 0,8 g/kg ideaal lichaamsgewicht per dag wordt, conform eerdere richtlijnen, wel aanbevolen.

De onderbouwing hiervoor is dat deze interventie, afgezien van mogelijke voordelen van een eiwitbeperkt dieet op de nierfunctie en cardiovasculaire of renale eindpunten en complicaties, ook gepaard gaat met nadelen. Het volgen van een strikt eiwitbeperkt dieet vereist waarschijnlijk aanpassingen in het dagelijks leven van de patiënt ten aanzien van consumptie. Dit kan invloed hebben op de door de patiënt ervaren kwaliteit van leven. Bovendien bestaat bij het volgen van een eiwitbeperkt dieet het gevaar van een slechtere voedingstoestand door te weinig energie-inname, met name bij oudere patiënten (Multidisciplinaire richtlijn Diagnostiek en beleid bij volwassenen met chronische nierschade 2018).

Als een adequate energie-inname is gewaarborgd, kan in goed overleg met de patiënt een eiwitbeperking bij een eGFR $\geq$ 30 ml/min/1,73 m^2 wel worden overwogen, zeker op jongere leeftijd. Dit past tenslotte binnen de *Richtlijnen goede voeding*. Hierin wordt ook een meer plantaardig en minder dierlijk voedingspatroon aanbevolen, wat over het algemeen resulteert in een lagere eiwitinname.

Kader 1 Berekening eiwitinname op basis van ureumuitscheiding
Aan de hand van de ureumuitscheiding in de urine kan de eiwitinname berekend worden met de Maroni-formule:

aantal mmol ureum per 24 uur in de urine $\times$ 0,18 + 15 = aantal gram eiwit per dag in de voeding

De eiwitbehoefte neemt toe met de leeftijd. De PROT-AGE-studiegroep adviseert gezonde ouderen (> 65 jaar) voor het behoud en herstel van spiermassa een eiwitinname van minimaal 1,0–1,2 g/kg/dag (Bauer et al. 2013). Het is aannemelijk dat deze verhoogde behoefte ook geldt voor ouderen met chronische nierschade, maar dit is niet onderzocht. Bij ouderen wordt vaker kwetsbaarheid (frailty) gezien, waardoor het risico op overlijden in zijn algemeenheid hoger is dan het risico op het bereiken van het eindstadium nierfalen (Bauer et al. 2013). Bij ontbreken van met de eiwitinname samenhangende metabole complicaties, zoals metabole acidose of hyperfosfatemie, kan dan ook worden overwogen ouderen met een eGFR < 30 ml/min/1,73 m^2 een eiwitinname van 1,0–1,2 g/kg te adviseren. Uiteraard is een eiwitbeperking niet zinvol bij patiënten met een beperkte levensverwachting (DNN 2019).

Voortschrijdend nierfunctieverlies
Hoewel bij achteruitgang van de nierfunctie (eGFR < 15 ml/min/1,73 m^2) een verdere beperking van het eiwit tot 0,6 gram/kg verlichting kan geven van de uremische klachten, neemt het risico op verslechtering van de voedingstoestand hierbij toe. Bij voortschrijdend nierfunctieverlies is anorexie en de daarmee gepaard gaande vermindering van de energie-inname immers een belangrijk aandachtspunt. Het behouden of verkrijgen van een goede voedingstoestand is een belangrijk doel van de dieetbehandeling. Als de energiebehoefte vanwege de anorexie niet gedekt wordt en de patiënt afvalt, heeft het verlagen van de eiwitinneming niet de voorkeur. Regelmatige follow-up door een diëtist met het aandachtsveld nierziekten is nodig om de voedselinname en de voedingstoestand te monitoren. Als aanpassingen in de voeding niet tot het gewenste resultaat leiden, dient starten met nierfunctievervangende behandeling overwogen te worden.

Schatting nierfunctie
Voor nierfunctiebepaling (eGFR) wordt schatting middels de CKD-EPI-formule aanbevolen:

Vrouw:

Serumcreatinine $\leq$ 62 μmol/L:

$$eGFR = 144 \times (\text{serumcreatinine}/62)^{-0,329} \times (0,993)^{\text{leeftijd in jaren}}$$

serumcreatinine > 62 µmol/L:

$eGFR = 144 \times (serumcreatinine/62)^{-1,209} \times (0,993)^{leeftijd\ in\ jaren}$

Man:

Serumcreatinine ≤ 80 µmol/L:

$eGFR = 141 \times (serumcreatinine/80)^{-0,411} \times (0,993)^{leeftijd\ in\ jaren}$

serumcreatinine > 80 µmol/L:

$eGFR = 141 \times (serumcreatinine/80)^{-1,209} \times (0,993)^{leeftijd\ in\ jaren}$

Indien negroïde (man én vrouw): × 1,159.
Deze formule is gebaseerd op de enzymatische bepaling van creatinine en een lichaamsoppervlak van 1,73 m². Voor het berekenen van het lichaamsoppervlak van volwassenen kan gebruik worden gemaakt van de formules van:

– Dubois en Dubois:

(gewicht in kg)^{0,425} × (lengte in cm)^{0,725} × 0,007184; of

– Gehan en George:

(gewicht in kg)^{0,51456} × (lengte in cm)^{0,42246} × 0,0235

Een lichaamsoppervlak van 1,73 m² past bij een persoon met een lengte van 170 cm en gewicht van 63 kg.

Aandachtspunten bij de dieetadvisering

– Patiënt inzicht laten krijgen in eiwitgehaltes van voedingsmiddelen door het geven van analysecijfers. Leren variëren met deze analysecijfers vergroot de variatiemogelijkheden.
– Van eiwit is geen voorraad in het lichaam aan te leggen; de aanbevolen inname moet dus dagelijks gegeten worden.
– Er is geen consensus over de beste verdeling van eiwit over de dag.
– Plantaardig eiwit heeft waarschijnlijk minder invloed op de achteruitgang van de nierfunctie dan dierlijk eiwit. Dit sluit goed aan bij de *Richtlijnen goede voeding* waarin een meer plantaardig en minder dierlijk voedingspatroon wordt geadviseerd.

1.2.2.2   Energie

Voldoende energie in de voeding is van essentieel belang. De juiste hoeveelheid energie is nodig om bij lagere eiwitinname de behoefte te dekken en een goede voedingstoestand te waarborgen. Vroegere studies suggereerden dat de ruststofwisseling van patiënten met chronische nierschade gelijk was aan die van gezonde personen. Uit latere studies blijkt dat dit mogelijk lager is bij patiënten met chronische nierschade zonder dialyse. Mogelijke oorzaken zijn een afname van vetvrije massa, de uremie (daardoor afname van het energiemetabolisme van de skeletspieren en verminderde glucose-oxidatie) en een lager energiegebruik door de nieren (bij gezonde nieren is dit $\pm$ 7 % van de ruststofwisseling) (Cuppari en Avesani 2004). Hoewel in internationale richtlijnen een energie-inname van 30 tot 35 kcal per kg actueel lichaamsgewicht wordt geadviseerd, blijkt dit niet goed overeen te komen met de daadwerkelijke energiebehoefte. Voor patiënten met een laag of hoog gewicht is dit een slechte schatting, en aanpassing van het gewicht levert geen betere schatting op.

Het advies is het rustmetabolisme, indien meting via indirecte calorimetrie niet uitvoerbaar is, in te schatten met behulp van de FAO/WHO/UNU-formule. Bij BMI $\geq$ 30 kg/m^2 geeft de formule van Harris & Benedict een betere schatting. Er wordt uitgegaan van het actuele gewicht. Voor bepaling van de energiebehoefte is een algemene toeslag van 30 % veelal toereikend, aangezien bij toenemende ziekte-ernst de mate van lichamelijke activiteit over het algemeen vermindert. Alleen bij gemiddelde tot hoge activiteiten ligt de factor hoger (Kruizenga et al. 2016).

Om te beoordelen of de energiebehoefte juist is ingeschat is het belangrijk om de energie-inname, het gewichtsverloop en de voedingstoestand te blijven monitoren. Streven is het handhaven of bereiken van een gezond gewicht. Gewichtsreductie bij overgewicht is niet aantoonbaar van invloed op de nierfunctie, maar wel raadzaam in het kader van cardiovasculair risicomanagement en eventuele toekomstige niertransplantatie. Naarmate de nierfunctie slechter wordt, neemt het risico op een slechte voedingstoestand toe.

1.2.2.3 Zout (natrium)

Een zoutbeperking is bij chronische nierschade altijd geïndiceerd, behalve als de patiënt een ileostoma heeft. Het betreft een beperking tot maximaal 6 gram zout (2.400 mg natrium) per dag. Bij patiënten met een bipolaire stoornis die behandeld worden met lithiumcarbonaat (Camcolit®, Priadel®) kan een zoutbeperking alléén worden gestart in nauw overleg met de behandelaar en onder controle van de lithiumspiegel.

Bij matig of ernstig verhoogde albuminurie (ACR $\geq$ 3 mg/mmol) hebben ACE-remmers (angiotensine converting enzym) of A2-antagonisten de voorkeur bij de behandeling van de bloeddruk. Is er geen sprake van albuminurie, dan zijn alle soorten bloeddrukverlagende middelen gelijkwaardig. Het effect van bloeddrukverlagende medicatie is beter als eveneens een zoutbeperking wordt nageleefd.

Kader 2 Berekening natriuminname
Aan de hand van de natriumuitscheiding in de urine kan de natriuminname berekend worden:

aantal mmol natrium per 24 uur in de urine $\times$ 23 $\times$ 1,05

Aandachtspunten bij de dieetadvisering

- Bij het aanleren van het zelf bereiden van maaltijden zonder zout kan de diëtist een belangrijke rol spelen.
- Vraag de patiënt naar het gebruik van kant-en-klaarproducten zoals sauzen, soepen, kant-en-klaarmaaltijden en bouillonblokjes, smaakmakers zoals ketjap en vloeibaar aroma, snacks, haring en gerookte vis, zoutjes, op smaak gebrachte diepvriesgroente (spinazie à la crème, rode kool met appeltjes enz.), groente in blik of glas en zuurkool.
- Ga na of alternatieve zoutsoorten worden gebruikt, zoals zeezout, selderijzout en knoflookzout, Keltisch (zee)zout of Himalayazout.
- Een normaal gezouten warme maaltijd (zonder soep) bevat gemiddeld 3 gram zout (1.200 mg natrium).
- De patiënt inzicht laten krijgen in het zoutgehalte van voedingsmiddelen door het geven van analysecijfers. Leren variëren met deze analysecijfers verhoogt de variatiemogelijkheden.
- Op etiketten wordt het zoutgehalte aangegeven in grammen; in dieettabellen wordt soms uitgegaan van mg natrium. Maak de patiënt op dit verschil attent.
- Bij regelmatig gebruik van zoutloos brood (om zout te 'sparen' voor de rest van de dag) moet er aandacht zijn voor het jodiumgehalte van de voeding.
- Er zijn veel kruidenmengsels zonder toegevoegd zout in de supermarkt en/of reformzaak te koop.
- In dieetzout is het natriumzout vervangen door kaliumzout; light zout en LoSalt bestaan voor 66–70 % uit kaliumzout. Het aanwennen van het gebruik hiervan is niet aan te raden omdat bij voortschrijdend nierfunctieverlies een kaliumbeperking meestal nodig wordt.
- Het eten van drop en producten met dropextract is af te raden vanwege het glycyrrhizinegehalte; dit kan een bloeddrukverhogende werking hebben. Dit geldt ook voor producten met zoethout, zoals zouthoutthee, sterrenmixthee en minty Maroc thee.

1.2.2.4 Kalium

Een kaliumbeperking is meestal pas nodig in het laatste stadium van nierfunctieverlies, wanneer het kaliumuitscheidend vermogen van de nier afneemt. Hyperkaliëmie veroorzaakt een verhoogde prikkelbaarheid van de dwarsgestreepte spiercellen; dit kan leiden tot spierkrampen, hartritmestoornissen en hartstilstand. Omdat een kaliumrijke voeding een gunstige invloed heeft op de bloeddruk, is een kaliumbeperking alléén geïndiceerd als het serumkaliumgehalte > 5,5 mmol/l komt. De mate van kaliumbeperking in de voeding is afhankelijk van het serumkaliumgehalte en de hoeveelheid kalium in de voeding en ligt tussen de 2.000 en 3.000 mg kalium per dag. Er kan, naast dieetadviezen, ook gekozen worden voor het geven van kaliumbindende medicijnen. Hierbij wordt kalium uitgewisseld tegen natrium respectievelijk calcium, waarna het kaliumcomplex met de ontlasting wordt uitgescheiden. De uitwisseling vindt met name in het colon plaats. Omdat de resorptie van calcium in het colon verwaarloosbaar is en natrium daarentegen grotendeels wel in het colon wordt opgenomen, heeft calciumpolystyreensulfonaat (Sorbisterit®) over het algemeen de voorkeur boven natriumpolystyreensulfonaat (Resonium A®). Lisdiuretica (bumetanide en furosemide) en thiazidediuretica (hydrochloorthiazide) geven kans op hypokaliëmie. Ook bij diarree of braken kan het kaliumgehalte te laag worden.

Het gebruik van ACE-remmers, A2-antagonisten en kaliumsparende diuretica (zoals spironolacton en triamtereen), een verhoogde celafbraak door bijvoorbeeld het gebruik van prednison en cytostatica, en renale acidose (totaal CO_2 < 22 mmol/l) kunnen tot hyperkaliëmie leiden. Ook bij diabetes in combinatie met chronische nierschade is de kans op een hyperkaliëmie groter. Een van de oorzaken is een functioneel hyporeninemisch hypoaldosteronisme bij gebruik van RAAS-remmers. De nier geeft minder renine af, waardoor een tekort aan aldosteron ontstaat. Aldosteron is nodig voor de uitwisseling van kalium en natrium. Ook kan een acute shift verantwoordelijk zijn voor hyperkaliëmie. Een bekend voorbeeld is de renale acidose waarbij de intracellulaire buffering van de H+-ionen gepaard gaat met een shift van intra- naar extracellulair van de K-ionen. Insuline zorgt voor de intracellulaire opname van kalium. Een absoluut insulinetekort (ontregelde diabetes met hyperglykemie en insulinedeficiëntie) leidt dan ook tot een stijging van het (extracellulaire) serumkalium.

Aandachtspunten bij de dieetadvisering

– Kaliumrijke producten zijn: koffie, aardappelen, patat frites, groenten, fruit, vruchtensappen, tomaat, cacao, noten, melkproducten, peulvruchten, dieetzouten en natriumarme smaakmakers met toegevoegd kaliumchloride. Kaliumchloride wordt ook aangeduid als E508.
– De wijze van bereiden heeft invloed op het kaliumgehalte: kalium gaat bij het koken voor een deel over in het kookwater. Roerbakken, smoren, het meekoken in aluminiumfolie, koken in de magnetron (minder water en kortere bereidingstijd), bereiden in een stoompan/stoomoven en het koken in een snelkookpan geven een minder groot kaliumverlies dan het koken op de traditionele manier.
– Groente- en aardappelkookvocht is dus kaliumrijk en kan beter niet gebruikt worden als basis voor een saus of soep.
– Patiënt inzicht laten krijgen in kaliumgehaltes van voedingsmiddelen door het geven van analysecijfers. Leren variëren met deze analysecijfers verhoogt de variatiemogelijkheden.
– Cafeïnevrije koffie bevat evenveel kalium als gewone koffie.

– Kaliumreductie is te bereiken door het vervangen van koffie door thee, en door vruchtensap te vervangen door (smaak)water, (suikervrije) frisdrank of limonade van (suikervrije) siroop.
– Als de aardappelen in het menu enkele keren per week vervangen worden door rijst of pasta, levert dat een aanzienlijke kaliumreductie in het dagmenu op.

1.2.2.5 Fosfaat en calcium

Bij een afnemende nierfunctie is de calcium-fosfaathuishouding verstoord. Een normale serumfosfaatwaarde (< 1,50 mmol/l, afhankelijk van het laboratorium) en serumcalciumwaarde (2,10–2,55 mmol/l, gecorrigeerd voor albumine) verkleint de kans op complicaties, zoals jeuk en calcificaties van weefsels en gewrichten (door het uitkristalliseren van calciumfosfaatverbindingen) en secundaire hyperparathyreoïdie. Met medicatie (vitamine D_3 (colecalciferol), actief vitamine D (calcitriol of alfacalcidol) en fosfaatbinders) en dieetmaatregelen wordt getracht het serumcalcium, serumfosfaat en het parathormoon binnen de normale grenzen te houden.

Correctie serumcalcium
Calcium is in plasma voor een deel gebonden aan plasma-eiwitten, vooral aan albumine. Als totaal calcium wordt bepaald, is correctie nodig bij afwijkende albuminewaarden. Een gangbare formule is:

– Indien albumine < 40 g/L is:

gecorrigeerd calcium = gemeten calciumwaarde + [0,02 × (40 − gemeten albumine)]

– Indien albumine > 45 g/L is:

gecorrigeerd calcium = gemeten calciumwaarde − [0,02 × (gemeten albumine − 45)]

In de voeding is fosfaat veelal gebonden aan eiwit. In een eiwitbeperkte voeding is de hoeveelheid fosfaat over het algemeen lager. E-nummers zijn een andere belangrijke bron van fosfaat. Voor de praktische dieetadvisering is variatie in eiwitrijke producten belangrijk omdat de mate waarin het lichaam fosfaat kan opnemen uit voeding, verschilt. Fosfaat uit plantaardige voedingsmiddelen wordt minder goed opgenomen in het bloed dan fosfaat uit dierlijke voedingsmiddelen. Fosfaat uit E-nummers wordt juist heel goed opgenomen:

– opname van plantaardige fosfaat is 40 tot 50 %;
– opname van dierlijk fosfaat is ± 60 %;
– opname van fosfaten uit E-nummers is 90 tot 100 %.

De diëtist geeft uitleg over de juiste inname van fosfaatbindende medicijnen. Deze medicijnen binden het fosfaat uit de voeding in het maag-darmkanaal, zodat het fosfaat niet meer in het bloed opgenomen kan worden. Het gebonden fosfaat verlaat het lichaam met de ontlasting. Er is helaas weinig relatie te leggen tussen de hoeveelheid fosfaat uit de voeding en het aantal benodigde fosfaatbinders. Fosfaatbindende medicijnen zijn onder te verdelen in calciumhoudende en niet-calciumhoudende binders:

– calciumhoudend: calciumcarbonaat en calciumacetaat/magnesiumcarbonaat (OsvaRen®);
– niet-calciumhoudend: ijzer(-III-)oxyhydroxide (Velphoro®), lanthaancarbonaat (Fosrenol®) en sevelameercarbonaat (Renvela®).

In een recente meta-analyse is aangetoond dat gebruik van niet-calciumhoudende fosfaatbinders geassocieerd is met een verlaagd mortaliteitsrisico ten opzichte van calciumhoudende fosfaatbinders (Jamal et al. 2013). Uit onderzoek blijkt er al een positieve calciumbalans te zijn bij een inname van 800 respectievelijk 1.000 mg/dag. In de KDIGO-richtlijn CKD-MBD 2017 wordt dan ook voorgesteld de hoeveelheid calciumhoudende fosfaatbinders te beperken, maar er kan geen maximale dosering worden aangegeven.

Regels voor de inneming van fosfaatbinders zijn:

– fosfaatbindende medicijnen innemen tijdens of vlak voor de maaltijd (afhankelijk van de soort);
– het voorgeschreven aantal fosfaatbindende medicijnen zo over de dag verdelen dat bij eiwit- en fosfaatrijke maaltijden meer medicijnen worden ingenomen dan bij eiwit- en fosfaatarmere maaltijden (vergeet hierbij ook de eiwitrijke tussendoortjes niet!);
– als er geen maaltijden gebruikt worden, hoeven geen fosfaatbinders ingenomen te worden.

Aandachtspunten bij de dieetadvisering

– Melkproducten, kaas, ei en noten leveren per gram eiwit meer fosfaat dan vlees of vis.
– Fosfaten worden door de voedingsmiddelenindustrie in ruime mate toegevoegd als additief: smeltzouten (smeerkaas), voedingszuren (cola), verdikkingsmiddelen (puddingpoeders), kookversnellers (papproducten), antiklontermiddel (koffiecreamer) en emulgeermiddelen (vleeswaren). Houd hiermee rekening bij de dieetadvisering.

1.2.2.6   Vocht

De vochtbehoefte is in principe 1,5 tot 2 liter per dag. Dit is conform de *Richtlijnen goede voeding*. Er is geen bewijs dat door gebruik van grotere hoeveelheden vocht het nierfunctieverlies wordt vertraagd (Clark et al. 2018). Bij onvoldoende pompkracht van het hart (ernstige decompensatio cordis en hartfalen) of bij hyponatriëmie kan een (tijdelijke) vochtbeperking nodig zijn.

Een vochtverrijking is geïndiceerd voor patiënten met autosomaal dominante polycysteuze nierziekte (ADPKD) en voor patiënten met chronische nierschade in combinatie met nierstenen of jicht.

ADPKD is de meest voorkomende erfelijke nierziekte. De ziekte kenmerkt zich door cysten (met vocht gevulde holten) in een aantal organen, waaronder de nieren, die in de loop der jaren in omvang toenemen. De cysten verdringen het gezonde nierweefsel, waardoor op termijn nierfunctieverlies optreedt. Bij ADPKD zijn de nieren al in een vroeg stadium minder goed in staat de urine te concentreren. Door de relatieve uitdroging wordt meer vasopressine (ook bekend als anti-diuretisch hormoon ADH) gemaakt, waardoor meer vocht wordt vastgehouden. Vasopressine stimuleert echter de aanmaak van cyclisch adenosinemonofosfaat (cAMP). Dit is een secundaire boodschapper die signalen in de cel doorgeeft. Het stimuleert de vorming van cysten en bevordert de secretie van NaCl in de cysten en heeft daardoor een belangrijke rol in de progressie van de ziekte. Een vochtinname van 3–4 liter kan de productie van vasopressine onderdrukken en daarmee progressie mogelijk vertragen (Chapman et al. 2015).

Bij jicht en nierstenen zorgt extra drinkvocht voor een minder geconcentreerde urine, waardoor er minder snel kristalvorming optreedt. Hier wordt een vochtinname van 2–3 liter aanbevolen, zodat de urineproductie minimaal twee liter per 24 uur bedraagt.

In alle gevallen is het belangrijk om perioden met relatieve uitdroging te voorkomen door ook in de avond en nacht voldoende te drinken.

1.2.2.7 Vet

Hanteer de *Richtlijnen goede voeding*. Streef naar 20 tot 40 energieprocent totaal vet, bij (neiging tot) overgewicht 20–35 energieprocent totaal vet, met maximaal 10 energieprocent verzadigd vet.

1.2.2.8 Vitamines en mineralen

De nieren spelen een rol bij de activatie van vitamine D. Bij chronische nierschade kan de omzetting naar $1,25(OH)_2D$ (calcitriol) tekortschieten. Hoewel de oorzaak ligt in onvoldoende aanmaak van het enzym 1α-hydroxylase, zal een eventuele vitamine D_3 (colecalciferol)-deficiëntie ook een rol spelen in het tekort aan calcitriol. Hoewel de meningen over suppletie van colecalciferol uiteenlopen, lijkt dit volgens het advies van de Gezondheidsraad veilig. Daarnaast kan suppletie van actief vitamine D (calcitriol of alfacalcidol) geïndiceerd zijn.

Calciumzouten kunnen als fosfaatbinder worden voorgeschreven, hoewel de laatste richtlijnen gebruik ontmoedigen.

Bij anemie wordt vaak ijzer gesuppleerd. De uremie kan de oorzaak zijn van verminderde ijzerresorptie. Zeker bij het toedienen van erytropoëtine (EPO) om het Hb te laten stijgen is een goede ijzervoorraad in het lichaam belangrijk om deze behandeling succesvol te laten zijn. Een juiste inname van oraal ijzer is essentieel voor een adequaat effect.

Suppletie van andere vitamines en mineralen is bij een evenwichtig samengestelde eiwitbeperkte voeding niet nodig.

1.2.2.9 Sterfruit

Sterfruit (carambola) bevat het toxine caramboxine. Door onvoldoende uitscheiding hoopt het toxine zich op in het bloed en kan dan de bloedhersenbarrière passeren. Dit leidt vervolgens tot neurotoxische complicaties. Gebruik van sterfruit door patiënten met chronische nierschade (stadium G3–G5) moet worden afgeraden.

1.2.2.10 Cafeïne

Bij patiënten met ADPKD stimuleert cAMP de groei van cysten. cAMP wordt afgebroken door het enzym fosfodiësterase. Hoge concentraties cafeïne remmen de productie van dit enzym. In theorie kan een beperkt gebruik van cafeïne de groei van de cysten remmen. Hoewel er nog onvoldoende onderzoek is gedaan naar klinische effecten, lijkt het op dit moment redelijk patiënten met ADPKD te adviseren een cafeïnebeperking na te streven van maximaal 200 mg per dag. Dit komt overeen met twee kopjes zwarte thee en één kopje koffie per dag (Chapman et al. 2015).

Cafeïne is ook bekend als coffeïne, theïne, matheïne/mateïne en guaranine.

1.2.2.11 Urinezuur

Een verhoogd urinezuur komt veel voor bij patiënten met chronische nierschade. Observationele studies hebben een associatie laten zien tussen een verhoogd urinezuur en progressie van nierfalen alsmede het optreden van cardiovasculaire events. Aanpassingen in de voeding kunnen bijdragen aan verlaging van het urinezuur. Dit betreft met name een beperking van rood en bewerkt vlees, zo min mogelijk gebruik van producten met toegevoegd fructose (glucosefructosesiroop, HFCS/GFS/FGS) en suiker, en bij voorkeur het vermijden van alcohol. Voor routinematige medicamenteuze behandeling is nog onvoldoende bewijs.

1.3   Handhaven van een goede voedingstoestand

Het handhaven dan wel verkrijgen van een goede voedingstoestand is een belangrijk doel van de dieetbehandeling. Een slechte voedingstoestand heeft een negatief effect op de kwaliteit van leven, vermindert de algehele weerstand en verhoogt de kans op infecties, morbiditeit en mortaliteit.

Er zijn vele oorzaken voor een verminderde voedselinname, bijvoorbeeld:

- uremie;
- toenemende moeheid waardoor weinig energie voor het doen van boodschappen en het koken van de maaltijd;
- afname van eetlust bij voortschrijdend nierfunctieverlies;
- bijkomende ziekten;
- effect van medicijngebruik;
- emotionele depressie;
- onvermogen van patiënt tot het smakelijk bereiden van een voeding met dieetbeperkingen;
- veranderde smaakwaarneming bij uremie: vooral zoet en bitter wekken aversie op; vlees staat vaak tegen;
- renale acidose die tot katabolie leidt;
- infecties en/of ontstekingen;
- sociale factoren, zoals eenzaamheid en onvoldoende financiële middelen;
- functionele beperkingen, zoals een slecht gebit of een slecht passende gebitsprothese, afnemende mobiliteit;
- gestoorde maagontlediging door neuropathie (vooral bij patiënten met diabetes).

Uiteraard dient bij de behandeling zoveel mogelijk naar oplossingen voor de genoemde problemen gezocht te worden. Overleg tussen de diverse disciplines (nefroloog, diëtist, maatschappelijk werker en (nierfalen/dialyse)verpleegkundige) is hierbij belangrijk.

1.3.1   Het bepalen van de voedingstoestand

Ondervoeding komt bij patiënten met chronische nierschade frequent voor en is complex door de verschillende factoren die een rol spelen bij het ontstaan ervan. Inadequate voedselinname, inflammatie, acidose en hormoonstoornissen leiden tot afbraak van spiermassa en/of vetmassa. Dit wordt Protein-Energy Wasting (PEW) genoemd. Er is gekozen voor 'wasting' en niet voor 'malnutrition', omdat alleen verbeteren van de voedselinname niet automatisch leidt tot het verminderen van PEW. Het vereist een multidisciplinaire behandeling waarbij waar mogelijk ook andere factoren moeten worden aangepakt (Ikizler et al. 2013; Kovesdy et al. 2013; Obi et al. 2015).

Nutritional Assessment (NA), het systematisch beoordelen van de voedingstoestand en voedingsbehoefte, is onderdeel van het diëtistisch onderzoek en
helpt bij het vaststellen van de diëtistische diagnose en het behandelplan. Op een
gestructureerde wijze (subjectief en objectief) worden metingen gedaan uit de drie
domeinen:

1. voedselinname, verbruik en verliezen;
2. lichaamssamenstelling en nutriëntenreserves;
3. functionele parameters.

Deze metingen worden aangevuld met biochemische parameters.
Een aantal veelgebruikte methodes wordt hierna besproken.

1.3.1.1   Vaststellen voedselinname (domein 1)

Door het regelmatig afnemen van een voedingsanamnese en/of het laten bij-
houden van een eetdagboekje kan de diëtist de huidige inname van eiwit en
energie vergelijken met de aanbevolen hoeveelheden en deficiënties opsporen.
Voedingsgerelateerde klachten zoals die bij gevorderd nierfunctieverlies kunnen
optreden (braken, misselijkheid, smaakveranderingen en verminderde eetlust),
moeten bij de beoordeling worden betrokken. De eiwitinname kan worden ingeschat met de Maroni-formule (par. 1.2.2). Deze is echter alleen betrouwbaar in een
stabiele situatie: er is onderschatting bij anabolie en overschatting bij katabolie.
Door verhoogde eiwitafbraak, bijvoorbeeld door hoge doses prednison of cytostatica, of door uitdroging kan het serumureum stijgen.

1.3.1.2   BMI en gewichtsverloop (domein 2)

De Body Mass Index (BMI) is een simpele berekening die van oudsher wordt
gebruikt om ondervoeding en overgewicht te diagnosticeren. Het geeft echter geen
informatie over de verhouding tussen spier- en vetweefsel. Als het gewichtsverlies
binnen een maand meer dan 5 % is of binnen zes maanden meer dan 10 %, dan
is de kans op ondervoeding groot. Bij chronische nierschade is het belangrijk om
rekening te houden met de vochtbalans in het lichaam, bijvoorbeeld bij oedeemvorming en/of het gebruik van diuretica.

1.3.1.3   Bio-impedantie (domein 2)

Met Bio Impedantie Analyse (BIA) wordt de weerstand gemeten die het lichaam
biedt aan wisselstroom. Gangbaar zijn het meten op 50 kHz (single frequency) of
meting op 3–4 frequenties (veelal op 5, 50 en 100 kHz, multifrequency). Middels
een formule kan vervolgens de vetvrije massa worden geschat. Een van de beperkingen van deze methode is dat ervan uit wordt gegaan dat er in het lichaam een

vaste verhouding bestaat tussen de hoeveelheid vocht enerzijds en de hoeveelheid lichaamsweefsel anderzijds. Zowel dehydratie als overvulling, wat relatief vaker voorkomt bij patiënten met chronische nierschade, geven een foutieve uitslag.

Met Bio Impedantie Spectroscopie (BIS) wordt de weerstand met veel verschillende frequenties gemeten. Daardoor kan ook het totaal lichaamsvocht en extracellulaire vocht worden gemeten. Deze methode is wel betrouwbaar bij patiënten met chronische nierschade en wisselende vochtbalans. Een BIS is echter een duur apparaat en daardoor beperkt beschikbaar.

1.3.1.4 Handknijpkracht (domein 3)

De meest bekende en gebruikte maat voor functionaliteit is de handknijpkracht. De handdynamometer meet de kracht die de hand kan uitoefenen, en geeft daarmee een inschatting van de functie van de spieren in dit gebied. De handknijpkracht is gerelateerd aan de totale spierfunctie en de hoeveelheid spiermassa in het lichaam. De methode is eenvoudig, snel, objectief, valide en betrouwbaar. Er zijn geen referentiewaarden voor patiënten met chronische nierschade. Het beloop geeft wel informatie over de functionaliteit van de patiënt.

1.3.1.5 Subjective Global Assessment (SGA)

Binnen de nefrologie is veel onderzoek verricht naar de SGA (Subjective Global Assessment) als methode om de voedingstoestand te bepalen. Er is een duidelijke correlatie tussen de SGA-score en mortaliteit, en de SGA-score is een goede voorspeller voor complicaties op de langere termijn. Bij de SGA wordt op basis van anamnese en lichamelijk onderzoek gescoord op de volgende punten: gewichtsverandering, voedselinname (vooral de veranderingen in de laatste weken) en gastro-intestinale symptomen. Bij lichamelijk onderzoek wordt gekeken naar de onderhuidse vetvoorraad en het spierweefsel. De totale score op een zevenpuntsschaal leidt dan tot een van de volgende uitspraken: goed gevoed, licht tot matig ondervoed of ernstig ondervoed.

De methode is gemakkelijk uitvoerbaar door diverse disciplines en niet duur. De SGA beslaat de domeinen 1 (voedselinname, verbruik en verliezen) en 2 (lichaamssamenstelling en nutriëntenreserves).

Een uitgebreidere methode is de Patient-Generated Subjective Global Assessment (PG-SGA). Deze beslaat alle drie de domeinen van ondervoeding: dus naast voedselinname en lichaamssamenstelling ook domein 3 fysiek functioneren. Daarnaast neemt deze methode ziekte- en risicofactoren, zoals voedingsgerelateerde klachten, mee in het eindoordeel. Een deel van de vragen wordt door de patiënt zelfstandig ingevuld.

1.3.1.6 Biochemische parameters

De volgende laboratoriumbepalingen kunnen relevant zijn voor nutritional assessment (NA).

Albumine
Dit is geen ideale maat voor de voedingstoestand, maar een nuttige indicator voor de algemene ziektetoestand en een voorspellende waarde voor mortaliteit. De waarde wordt beïnvloed door infectie, hydratiestatus en eiwitverlies via de urine.

Pre-albumine
Dit lijkt een betere indicator voor de voedingstoestand dan albumine vanwege een kortere halfwaardetijd. Het is echter geen standaardbepaling.

Creatinine
Een lage waarde kan komen door een te lage eiwitinname en/of afname van spiermassa. De waarde wordt echter beïnvloed door creatinine in voeding (vlees) en nierfunctie.

Cholesterol
Een dalend cholesterol is geassocieerd met een verminderde voedingstoestand of comorbiditeit die gepaard gaat met inflammatie. Bij gebruik van cholesterolverlagende medicatie of de fosfaatbinder sevelameer is deze waarde niet (goed) bruikbaar.

Totaal CO_2
Bij renale acidose is het totaal CO_2 verlaagd. Dit is geassocieerd met een negatieve stikstofbalans, insulineresistentie en inflammatie, en kan zo een bijdrage leveren aan het ontstaan van PEW.

CRP
Ontstekingsparameters, zoals CRP, kunnen verhoogd zijn bij PEW, maar zijn niet bruikbaar voor het diagnosticeren van PEW.

Voor veel NA-bepalingen zijn (nog) geen referentiewaarden bekend voor patiënten met chronische nierschade. Volg de uitslagen in de tijd en neem de uitgangswaarde van de individuele patiënt als referentiewaarde.

1.3.2 Aanvullende voeding

De inname van voldoende energie, in combinatie met de eiwitbeperking, is een eerste vereiste. Als dit met gewone voedingsmiddelen onvoldoende lukt, kan het gebruik van specifieke voedingsmodules, energierijke drinkvoedingen of (aanvullende) sondevoeding nodig zijn. De keuze van de drinkvoeding is afhankelijk van de huidige voedselinname.

Er is een beperkt aantal specifieke drink- en sondevoedingen voor patiënten met verminderde nierfunctie beschikbaar. Kenmerken zijn een hoge energiedichtheid en een laag natrium-, kalium-, fosfaat- en vochtgehalte. Het eiwitgehalte kan variëren. Afhankelijk van dieetbeperkingen, huidige voedselinname en de (smaak)voorkeur van de patiënt kan ook gekozen worden voor een van de vele andere dieetpreparaten die niet speciaal voor nierpatiënten bedoeld zijn.

1.4 Rol van de diëtist

In de Multidisciplinaire richtlijn Diagnostiek en beleid bij volwassenen met chronische nierschade (2018) wordt geadviseerd de zorgmodule voeding te hanteren bij het verwijzen naar een diëtist voor interventies in de voeding bij patiënten met chronische nierschade (kader 3). Het dieetadvies bij chronische nierschade is complex; het kan vaak het best gegeven worden door een diëtist die gespecialiseerd is in de behandeling van nierziekten, zeker in een gevorderd stadium van de chronische nierschade. De gespecialiseerde dieetbehandeling richt zich op de behandeling van progressiefactoren en complicaties en cardiovasculair risicomanagement.

Kader 3 Zorgmodules Voeding bij doorverwijzing naar de diëtist

Zorgprofiel 3 – diëtist

- CNS matig verhoogd risico (G3bA1, G3aA2, G1A3 en G2A3).
- Patiënt gekozen voor conservatieve behandeling en terugverwezen naar huisarts.

Zorgprofiel 4 – diëtist nierziekten

- CNS matig verhoogd risico (G3bA1, G3aA2, G1A3 en G2A3) en vanwege complicaties onder behandeling van nefroloog.
- CNS sterk verhoogd risico (G3aA3, G3bA2, G3bA3, G4 en G5, inclusief nierfunctievervangende behandeling).
- Patiënt met specifieke nierziekten, zoals autosomaal dominante polycysteuze nierziekte (ADPKD, cystenieren) of nierziekten die leiden tot een nefrotisch syndroom.
- Patiënt gekozen voor conservatieve behandeling en onder behandeling van nefroloog.

Bron: In de Zorgmodule Voeding (2012) worden de verschillende zorgprofielen uitgelegd. De specifieke invulling (zoals hier staat) is door de DNN bepaald en overgenomen in de MDR Diagnostiek en beleid bij CNS.

De 'diëtist nierziekten' werkt in multidisciplinair verband op een nierfalenpoli (en op de dialyseafdeling). De diëtist geeft uitleg over het waarom van de dieetbeperkingen, geeft praktische tips voor de bereiding van de maaltijden en leert de patiënt variëren met behulp van analysecijfers. Het boek *Eten met plezier* (Spijker et al. 2019) en de website www.nieren.nl vormen hierbij een belangrijk hulpmiddel. De steun van de diëtist blijft onontbeerlijk tijdens dit leerproces. Regelmatige follow-up om de laboratoriumwaarden te evalueren en de voedingstoestand te volgen is onontbeerlijk.

1.5   Voorbereiding op nierfunctievervangende therapie

Chronische nierschade, dus onherstelbaar nierfunctieverlies, zal in veel gevallen uiteindelijk leiden tot eindstadium nierfalen. Het is daarom belangrijk een patiënt tijdig te verwijzen naar een nefrologisch centrum. In deze centra is het gebruikelijk dat patiënten met chronische nierschade worden gezien op een nierfalenpoli waar de internist/nefroloog, diëtist, (nierfalen/dialyse)verpleegkundige en medisch maatschappelijk werkende in multidisciplinair verband voorlichting en begeleiding geven.

Als er geen zicht is op herstel van de nierfunctie of behoud van voldoende nierfunctie kan een nierfunctievervangende behandeling nodig zijn. Er zijn verschillende soorten nierfunctievervangende behandelingen:

– *Hemodialyse*: hierbij worden afvalstoffen, elektrolyten en vocht uit het bloed gefilterd via een kunstnier in een dialysemachine.
– *Peritoneale dialyse of buikspoeling*: afvalstoffen, elektrolyten en vocht worden uit het lichaam verwijderd door het buikvlies als een soort filter te gebruiken.
– *Niertransplantatie*: tijdens een operatie wordt een gezonde nier afkomstig van een levende of overleden donor in het lichaam geplaatst.

In de richtlijn 'Nierfunctievervangende behandeling, wel of niet?' (2016) is de aanbeveling opgenomen dat zorgverleners gedeelde besluitvorming moeten toepassen wanneer een besluit moet worden genomen over de vorm van verdere behandeling van eindstadium nierfalen. Dit 'samen beslissen'-model bestaat uit een keuzegesprek, een optiegesprek en een besluitvormingsgesprek. Consultkaarten kunnen een hulpmiddel zijn bij het besluitvormingsproces. Zie hiervoor www.nieren.nl. Daarnaast kan gebruik worden gemaakt van de 'nierwijzer'. Dit is een online keuzehulpmiddel waar via filmfragmenten ruim veertig nierpatiënten vertellen over hun behandeling en daarmee antwoord geven op vele vragen die een patiënt heeft als hij/zij een behandeling moet kiezen. Zie www.nierwijzer.nl.

Een nierfunctievervangende behandeling geeft verlenging van het leven, maar is tevens een zware belasting. Voor ouderen met hoge comorbiditeit en functionele afhankelijkheid is het voordeel dus beperkt, terwijl ook nog eens een groot deel van de gewonnen tijd in het ziekenhuis wordt doorgebracht. In goed overleg kan daarom ook worden gekozen voor een conservatieve behandeling. Hierbij wordt met medicijnen en dieet het ziekteproces zoveel mogelijk vertraagd en worden de klachten behandeld. Het doel is het zo optimaal mogelijk houden van de kwaliteit van leven. In de richtlijn 'Palliatieve zorg bij eindstadium nierfalen' (2017) komen verschillende symptomen aan bod die bij patiënten in de laatste fase van eindstadium nierfalen een andere behandeling rechtvaardigen.

Literatuur

Bauer J, Biolo G, Cederholm T, Cesari M, Cruz-Jentoft AJ, Morley JE, et al. Evidence-based recommendations for optimal dietary protein intake in older people: a position paper from the PROT-AGE Study Group. J Am Med Dit Assoc. 2013;14(8):542–59.

Chapman AB, Devuyst O, Eckhardt KU, Gansevoort RT, Harris T, Horie S, et al. Autosomal Dominant Polycystic Kidney Disease (ADPKD): executive summary from a Kidney Disease. Improving Global Outcomes (KDIGO) controversies conference. KI. 2015;88(3):447–59.

Clark WF, Sontrop JM, Huang SH, Gallo K, Moist L, House AA, et al. Effect of coaching to increase water intake on kidney function decline in adults with chronic kidney disease. JAMA. 2018;319(18):1870–9.

Cuppari L, Avesani CM. Energy requirements in patients with chronic kidney disease. J Ren Nutr. 2004;14(3):121–6.

Diëtisten Nierziekten Nederland (DNN). Richtlijnen, achtergronden, factsheets en position papers. 2019. www.dietistennierziekten.nl.

Federatie Medisch Specialisten. Nierfunctievervangende behandeling. 2016. Richtlijnendatabase.nl.

Federatie Medisch Specialisten. Richtlijn Diagnostiek en beleid bij volwassenen met chronische nierschade (CNS). 2018. Nederlandse Internisten Vereniging, Nederlands Huisartsen Genootschap. Richtlijnendatabase.nl.

Federatie Medisch Specialisten. Richtlijn Cardiovasculair Risicomanagement (CVRM). 2019. Nederlands Huisartsen Genootschap, Nederlandse Internisten Vereniging, Nederlandse Vereniging voor Cardiologie. Richtlijnendatabase.nl.

Gezondheidsraad. Voedingsnormen energie, eiwitten, vetten en verteerbare koolhydraten. 2001. Publicatienr. 2001/19R (gecorrigeerde editie: juni 2002). Den Haag: Gezondheidsraad; 2001.

Gezondheidsraad. Beweegrichtlijnen 2017. Publicatienr 2017/08. Den Haag: Gezondheidsraad; 2017.

Hemmelder M, Van Balen J, Scherpbier N, Schenk PW, Tuut MK, Gansevoort RT. Herziening richtlijnen Chronische Nierschade. Ned Tijdschr Geneeskd. 2018;162:D2974.

Ikizler TA, et al. Prevention and treatment of protein energy wasting in chronic kidney disease patients: a consensus statement by the International Society of Renal Nutrition and Metabolism (ISRNM). KI. 2013;84(6):1096–107.

Jamal SA, Vandermeer B, Raggi P, Mendelssohn DC, Chatterley T, Dorgan M, et al. Effect of calcium-based versus non-calcium-based phosphate binders on mortality in patients with chronic kidney disease: an update systemic review and meta-analysis. Lancet. 2013;382(9900):1268–77.

Kalantar-Zadeh K, Fouque D. Nutritional management of chronic kidney disease. N Engl J Med. 2017;377(18):1765–76.

Kidney Disease: Improving Global Outcomes (KDIGO) CKD-MBD Update Work Group. KDIGO 2017 clinical practice guideline update for the diagnosis, evaluation, prevention, and treatment of Chronic Kidney Disease-Mineral and Bone Disorder (CKD-MBD). KI Suppl. 2017;7:1–59.

Kovesdy CP, Kopple JD, Kalantar-Zadeh K. Management of protein-energy wasting in non-dialysis-dependent chronic kidney disease: reconciling low protein intake with nutritional therapy. Am J Clin Nutr. 2013;97(6):1163–77.

Kruizenga HM, Hofsteenge G, Weijs PJM. Predicting resting energy expenditure in underweight, normal weight, overweight and obese adult hospital patients. Nutr Metab. 2016;24(13):85.

Obi Y, Qader H, Kovesdy CP, Kalantar-Zadeh K. Latest consensus and update on protein energy-wasting in chronic kidney disease. Curr Opin Nutr Metab Care. 2015;18(3):254–62.

Palliatieve zorg bij eindstadium nierfalen. 2017. Pallialine.

Spijker A, Kok T, Klein J. Eten met plezier. Dieetboek voor nierpatiënten. 10ᵉ druk. Koog aan de Zaan: Poiesz uitgevers; 2019.

Zorgmodule voeding. Amsterdam; 2012.

Hoofdstuk 2
Voeding bij mensen met een verstandelijke beperking

December 2019

C.M.C. van Hees, R.S. van Hoevelaken en A.H. Sadeghi

Samenvatting In dit hoofdstuk wordt ingegaan op de complexiteit van de problematiek bij mensen met een verstandelijke beperking in het algemeen. Vaak is er sprake van meervoudige motorische en zintuiglijke beperkingen met bijkomende gedragsproblematiek, wat tot voedingsproblemen kan leiden. De belangrijkste aandachtspunten van de dieetbehandeling staan beschreven. Het syndroom van Down komt in een apart hoofdstuk aan de orde.

2.1   Inleiding

De verstandelijk-gehandicaptenzorg heeft de afgelopen twintig jaar veel veranderingen ondergaan. Het aantal verblijfplaatsen in de gehandicaptenzorg is sinds 1991 met 55 % gegroeid en die zijn tegenwoordig vooral te vinden op kleinschalige locaties in de wijk, maar ook verblijfplaatsen op de hoofdlocaties zijn getransformeerd naar een kleinschalige vormgeving. Voorts is het aanbod in de verstandelijk-gehandicaptenzorg met volwaardige dagbestedingsvoorzieningen verrijkt (zoals restaurant, winkel, atelier, manege en fietsenmakerij), waardoor cliënten in staat zijn desgewenst fulltime de dagbesteding te bezoeken of er te werken.

C.M.C. van Hees (✉)
Stichting Amarant, Tilburg, Nederland

R.S. van Hoevelaken
Stichting Reinaerde, Utrecht, Nederland

A.H. Sadeghi
Stichting Van Boeijen, Assen, Nederland

© Bohn Stafleu van Loghum is een imprint van Springer Media B.V., onderdeel van Springer Nature 2020
M. Former et al. (Red.), *Informatorium voor Voeding en Diëtetiek – Supplement 103 – december 2019*, https://doi.org/10.1007/978-90-368-2426-2_2

Tabel 2.1 Begeleidingsintensiteit (anno 2000, in procenten). (Bron: Braam et al. 2014, blz. 14)

	bij familie	begeleid zelfstandig wonen	beschermd wonen	verzorgd wonen
lichte verstandelijke beperking	22	29	32	17
matige verstandelijke beperking	27	17	21	36
(zeer) ernstige verstandelijke beperking	7	1	5	87

In het verleden werden mensen met een ernstige verstandelijke beperking hooguit 40 jaar, terwijl heden ten dage velen van hen 60 jaar worden. De levensverwachting neemt af naarmate de ernst van de beperking toeneemt. Epilepsie, slechthorendheid en slechtziendheid blijken onafhankelijke variabelen die de levensverwachting negatief beïnvloeden. De langere levensverwachting heeft tot gevolg dat deze doelgroep ook te maken krijgt met de aandoeningen die gepaard gaan met veroudering.

Mensen met een verstandelijke beperking hebben bijzondere gezondheidsrisico's en hebben ongeveer twee keer zoveel te kampen met gezondheidsproblemen als mensen zonder verstandelijke beperking. Verder bezoeken zij 1,7 keer zo vaak de huisarts als mensen zonder verstandelijke beperking (Van Staalduinen en Ten Voorde 2011). De voedingszorg en dieetbehandeling vragen mede daarom op een aantal punten speciale aandacht en specifieke kennis van de behandelaren.

2.2   Verstandelijk beperkten

2.2.1   Demografie

In Nederland hebben 112.000 tot 231.000 mensen een verstandelijke beperking. Van hen wonen ongeveer 75.000 langdurig in een zorginstelling. In Nederland, maar ook elders neemt het aantal mensen met een verstandelijke beperking toe. Dit is het gevolg van verbeterde sociaaleconomische omstandigheden, van intensieve zorg voor pasgeborenen en van langere overleving. De intensiteit van ondersteuning varieert van enkele keren per week een gesprekscontact tot 24-uurs aanwezigheid van begeleiding. De afgelopen jaren is in Nederland het aantal mensen met een verstandelijke beperking dat 24/7 uur ondersteund wordt bij het wonen sterk gestegen tot 75.000 mensen (tab. 2.1) (Braam et al. 2014).

2.2.2 Oorzaken verstandelijke beperking

Een verstandelijke beperking kan veel verschillende oorzaken hebben. In de volgende opsomming staat een aantal veelvoorkomende syndromen die gepaard gaan met een verstandelijke beperking (Cassidy en Allanson 2010; Wierdeman et al. 1992):

- Chromosoomafwijkingen:

  - Angelman-syndroom;
  - cri-du-chat-syndroom;
  - Down-syndroom;
  - Edwards-syndroom;
  - fragiele-X-syndroom;
  - Patau-syndroom;
  - Prader-Willi-syndroom;
  - Rett-syndroom;
  - syndroom van Turner;
  - tubereuze sclerose;
  - Rubinstein-Taybi-syndroom;
  - Smith-Lemli-Opitz-syndroom;
  - Smith-Magenis-syndroom;
  - Sotos-syndroom;
  - velocardiofaciaal syndroom (VCF) ofwel het Shprintzen-syndroom;
  - Williams-syndroom;
  - Wolf-Hirschhorn-syndroom;
  - novo heterozygote mutaties in WAS-eiwit 1 (Ito et al. 2018).

- Overige ontwikkelingsstoornissen voor de geboorte: Cornelia de Lange-syndroom.
- Stofwisselingsstoornissen: acyl-coA-dehydrogenase, mucopolysaccharidosen zoals Hunter-syndroom en Sanfilippo-syndroom, glycogeenstapelingsziekten zoals de ziekte van Pompe en (onbehandelde) fenylketonurie.
- Factoren die misvormingen in de ontwikkeling van de baby veroorzaken: gebruik van medicatie en genotmiddelen. De meest voorkomend zijn het foetaal alcoholsyndroom (FAS) en groeiachterstand.
- Zwangerschapsproblematiek: zwangerschapstoxicose, infectieziekten moeder.
- Geboortetrauma: verstikking.
- Infecties eerste levensjaren: hersenvliesontsteking.
- Niet-aangeboren hersenletsel: verkeerstrauma, bijna-verdrinking, diabetisch coma.
- Onbekende oorzaak.

Tabel 2.2 Classificaties verstandelijke beperking volgens de DSM-IV, AAIDD en ICD-10. (Bron: Braam et al. 2014, blz. 2)

DSM-IV	AAIDD	ICD-10-code
1. lichte verstandelijke beperking (IQ 50–70)	mild ID	F70
2. matige verstandelijke beperking (IQ 35–50)	moderate ID	F71
3. ernstige verstandelijke beperking (IQ 20–35)	severe ID	F72
4. zeer ernstige verstandelijke beperking (IQ < 20)	profound ID	F73

Tabel 2.3 Indeling voor het niveau van functioneren gerelateerd aan ontwikkelingsleeftijd. Bron: Braam et al. (2014)

mate van verstandelijke beperking	IQ-grenzen	ontwikkelingsleeftijd
lichte verstandelijke beperking	IQ 50–70	7–12 jaar ICD-10 9–12 jaar
matige verstandelijke beperking	IQ 35–50	4–7 jaar ICD-10 6–9 jaar
ernstige verstandelijke beperking	IQ 20–35	2–4 jaar ICD-10 3–6 jaar
zeer ernstige verstandelijke beperking	IQ < 20	< 2 jaar ICD-10 < 3 jaar

2.2.3   Classificatie

Op basis van het gemeten IQ worden in de verstandelijk-gehandicaptenzorg mensen met een IQ < 70 onderverdeeld in vier groepen: lichte, matige, ernstige en zeer ernstige verstandelijke beperking. Hiervoor gelden classificaties van de DSM-IV, AAIDD en ICD-10 (tab. 2.2).

Deze classificatiesystemen zijn vooral gericht op het cognitieve niveau. Voor het vormgeven van het eigen leven zijn de sociaal-emotionele mogelijkheden en praktische vaardigheden echter evenzeer van belang. Mensen met een verstandelijke beperking hebben een ontwikkelingsleeftijd van een baby tot maximaal de ontwikkelingsleeftijd van een 12-jarige (tab. 2.3). De indeling in de tabel gaat ervan uit dat mensen op alle functioneringsdomeinen een vergelijkbare ontwikkeling bereiken. In de praktijk is dit echter bij de meesten niet het geval.

Bij een aanzienlijk deel van de mensen met een verstandelijke beperking is er sprake van een wezenlijk verschil tussen de cognitieve en sociaal-emotionele ontwikkeling: een zogeheten disharmonisch ontwikkelings- of functieprofiel. Bij de meesten van hen zijn het cognitieve en praktische niveau (ADL) meer ontwikkeld dan het sociaal-emotionele. Dit heeft belangrijke consequenties. Als mensen verantwoordelijkheden krijgen toebedeeld die aansluiten bij hun praktische vaardigheden, maar die hun sociaal-emotionele mogelijkheden te boven gaan, leidt dit tot overbelasting. Het meest kwetsbare domein is vaak het sociaal-emotionele functioneren (Braam et al. 2014).

De term ernstige meervoudige beperkingen (EMB) wordt meestal gebruikt voor mensen die naast (zeer) ernstige verstandelijke beperkingen ook ernstige lichamelijke beperkingen hebben. Mensen met EMB zijn kwetsbaar en hebben een sterk verhoogd risico op gezondheidsproblemen. Denk aan epilepsie, een reflux, slaapstoornissen, slikproblemen en luchtweginfecties (www.kennispleingehandicaptensector.nl).

2.2.4   (Sociale) ontwikkelingen

De ontwikkelingen in de Nederlandse samenleving hebben ook hun weerklank in de verstandelijk-gehandicaptenzorg. De behoefte aan meer privacy, behoefte aan eigen en/of grotere (eigen) woonruimte, kleinschaliger, zorg dichtbij, zorg op maat en meer eigen regie zijn allemaal facetten van de wensen van de tegenwoordige mens in de huidige maatschappij. De gehandicaptenzorg volgt deze ontwikkelingen. Sommige aspecten, zoals wijzigende woonbehoeften, zijn echter niet een-twee-drie op te lossen en daardoor loopt het aanbod van de gehandicaptenzorg vaak onvermijdelijk achter bij de behoefte.

Steeds meer mensen met verstandelijke beperkingen hebben de afgelopen jaren een beroep gedaan op de Wet langdurige zorg, Wet maatschappelijke ondersteuning, Zorgverzekeringswet en Jeugdwet op basis van de grondslag van het hebben van een verstandelijke beperking. De oorzaken hiervoor zijn divers. Ten eerste hebben mensen met een verstandelijke beperking onder meer door een betere zorg een langere levensverwachting dan voorheen. Deze langere levensverwachting heeft tot gevolg dat de zorgverlening en huisvesting rekening moeten houden met bijkomende beperkingen waarop deze doelgroep – en zeker met het ouder worden – een groter risico heeft. Door het wegwerken van de wachtlijsten is waarschijnlijk de bestaande verborgen vraag zichtbaar geworden. Als derde oorzaak hebben de mogelijkheden van het persoonsgebonden budget (pgb) ongetwijfeld geleid tot een grotere vraag omdat hiermee ook van het alternatieve aanbod (zoals Thomashuizen, ouderinitiatieven, zorgboerderijen) gebruik kon worden gemaakt, ook al omdat het pgb geen wachttijd kende. Een vierde oorzaak is gelegen in de toename in de zorg van het aantal licht verstandelijk beperkten en zwakbegaafden. Door de complexere maatschappij kregen zij te maken met bijkomende problematiek (Van Staalduinen en Ten Voorde 2011).

2.3   Voedingsproblemen

De doelgroep verstandelijk beperkten is erg divers van samenstelling en kent een geheel eigen problematiek. Er kunnen problemen zijn op het gebied van motoriek, zintuigen, communicatie, gedrag, medicijngebruik en voeding. De voedingsproblemen zijn ook nog eens individueel bepaald en uiterst divers. Uit onderzoeken blijkt dat 3–42 % van de volwassenen met een verstandelijke beperking, woonachtig in een instelling, een gediagnosticeerde eetstoornis heeft (Gravestock 2000). Bij de ernstig meervoudig beperkte (EMB-)cliënten betreft dit zelfs 80 % (Munk en Repp 1994).

Bij kinderen met een EMB komen specifieke voedingsproblemen vaak voor. Dit kan te maken hebben met een bepaald syndroom of een aangeboren afwijkende anatomie. Studies laten cijfers van ondervoeding en/of groeiachterstand zien tot 50 % (afhankelijk van de onderzochte groep, de gebruikte definitie en interventie) (Bindels-De Heus et al. 2016).

2.3.1   Ondervoeding en/of groeiachterstand

Mensen met een beperking zijn vaker dan gemiddeld ondervoed. Vaak is er in de eerste levensjaren sprake van voedingsproblematiek die – wanneer er geen interventie wordt toegepast – de basis legt voor groeiachterstand ('failure to thrive') (Fung et al. 2002). De voedingsproblematiek komt veelal voort uit spierslapte (hypotonie), waardoor de baby slecht kan zuigen. Ook een afwijkende slikreflex, een verhemeltespleet (schisis) of slecht functioneren van de spieren aan de achterkant van het verhemelte en/of de keelspieren (velofaryngeale insufficiëntie) zijn belangrijke oorzaken van voedingsproblematiek op jonge leeftijd. Verder komt veel en heftig spugen geregeld voor bij chromosoomafwijkingen en/of ontwikkelingsstoornissen.

De voornaamste oorzaken en factoren die op latere leeftijd invloed hebben op het ontstaan van ondervoeding, worden hierna toegelicht.

2.3.1.1   Neurologische factoren

– Epilepsie: door de toevallen kan er sprake zijn van verminderde voedselopname.
– Hemiplegie en tetraplegie: verlamming aan één zijde van het lichaam respectievelijk van allevier de ledematen (armen en benen).
– De ziekte van Alzheimer (de meest voorkomende vorm van dementie).
– Cerebrale parese: de hersenen kunnen niet de juiste spanning aan de spieren doorgeven zodat deze onderling niet op de goede manier kunnen samenwerken.

2.3.1.2   Motorische factoren

– Gestoorde mondmotoriek, waardoor er sprake is van kauw- en slikproblemen. Veelvoorkomende gevolgen hiervan zijn een verminderde voedselopname en misvorming of vergroeiing van botten en/of gewrichten.

2.3.1.3 Spierspanning

- Spasticiteit: verhoogde spierspanning met als gevolg een verhoogd energieverbruik.
- Hypotonie: lage spierspanning die kan leiden tot slecht zuigen, dus onvoldoende drinken, en daardoor tot onvoldoende voedselinname.

2.3.1.4 Maag-darmproblemen

- Hiatus hernia diafragmatica.
- Gastro-oesofagale reflux (terugstromen van maaginhoud in de slokdarm), waardoor oesofagitis (ontsteking van de slokdarm) kan ontstaan.
- Vertraagde maaglediging: de maagspier trekt te weinig of te onregelmatig samen. Het voedsel blijft daardoor langer in de maag dan normaal.
- Vertraagde passagesnelheid in het hele maag-darmkanaal.

2.3.1.5 Medicatie

- Veel en veelvuldig gebruik van voornamelijk de volgende medicijnen: anti-epileptica, protonpompremmers, anticholinergica, middelen bij peptische aandoeningen en laxantia.

2.3.1.6 Afwijkende stofwisseling

- Er zijn de laatste jaren onderzoeken gedaan die wijzen in de richting van een andere en/of verhoogde stofwisseling en een zeer hoog energieverbruik door (nog) onbekende oorzaak.

Bij deze doelgroep komen bovenstaande factoren vaak in combinatie voor. Naast deze factoren heeft ondergewicht nog andere vervelende gevolgen. Hierbij valt te denken aan decubitus en een verminderde weerstand waardoor het risico op een andere ziekte groter is. Daarnaast kunnen er situaties ontstaan waarbij het eetgedrag of de voedingstoestand zo verslechterd is, dat besloten wordt om (tijdelijk) te starten met sondevoeding.

2.3.2 Obesitas

Uit de GOUD-studie (een lopende studie naar de gezondheid van oudere cliënten van drie zorgorganisaties voor mensen met een verstandelijke beperking, te weten Abrona, Amarant en Ipse de Bruggen) blijkt dat matig overgewicht even

vaak voorkomt in de algemene oudere bevolking (38 %), maar dat ernstig overgewicht (obesitas) meer voorkomt bij ouderen met een beperking (26 %). Binnen
de verstandelijk-gehandicaptenzorg hebben onder andere de cliënten met een licht
verstandelijke beperking die zelfstandig wonen en/of zelfstandiger zijn, een groot
risico op overgewicht en obesitas. Zij koken vaak zelf en doen meestal zelf de
boodschappen. Ook mensen met autisme en mensen die atypische antipsychotica
(gedragsmedicatie) gebruiken, kampen vaker met een te hoog gewicht.

Daarnaast zijn er nog meer oorzaken en factoren die van invloed zijn op het
ontstaan van obesitas (overgewicht) bij mensen met een beperking. Deze worden
hierna benoemd.

2.3.2.1 Neurologische en motorische factoren

- Immobiliteit, mobiliteitsproblemen of te weinig lichaamsbeweging omdat
  (intensieve) begeleiding nodig is bij activiteiten waar niet altijd tijd of mens-
  kracht voor is. Daarnaast is het aantal sportclubs voor mensen met een verstandelijke beperking beperkt.

2.3.2.2 Medicijngebruik

- De atypische antipsychotica clozapine, risperidon, quetiapine en aripiprazol
  hebben gewichtstoename als bijwerking (Admiraal et al. 2015).
- De stemmingsstabilisator lithium heeft negatieve invloed op de schildklierfunc-
  tie, zorgt voor vochtretentie en beïnvloedt het koolhydraat- en vetmetabolisme.
- De anti-epileptica valproïnezuur, gabapentine en vigabatrine stimuleren de eetlust, met name van koolhydraten.
- Carbamazepine bevordert de aanmaak van vetweefsel en veroorzaakt vochtretentie.
- Bloedsuikerverlagende middelen (intraveneus en oraal) stimuleren de aanmaak
  van vetweefsel en stimuleren de eetlust bij hypoglykemie.

2.3.2.3 Afwijkende stofwisseling

- Een lager stofwisselingsniveau door hypothyreoïdie is bekend bij het syndroom
  van Down en het Smith-Magenis-syndroom. Bij het syndroom van Prader-Willi
  is het basaalmetabolisme 30 % lager en ook bij andere syndromen bestaat het
  vermoeden dat er sprake is van een trage stofwisseling, maar hiervan is de oorzaak nog niet achterhaald.

2.3.2.4   Afwijkende lichaamsbouw

– Mensen met een verstandelijke beperking hebben vaak een kleine gestalte omdat er in de eerste levensjaren sprake is van onvoldoende voedselinname, waardoor er groeiachterstand optreedt.

2.3.2.5   Syndromen

– Een aantal syndromen gaat gepaard met een ontremd eetgedrag vanwege het ontbreken van het verzadigingsgevoel. Dit geldt voor het Angelman-syndroom (op latere leeftijd overmatige interesse in voedsel), het syndroom van Cohen, het Cornelia de Lange-syndroom (na puberteit kans op overgewicht), het syndroom van Prader-Willi, het Smith-Magenis-syndroom en het Wolf-Hirschhorn-syndroom.

2.3.3   Obstipatie

(Chronische) obstipatie komt frequent voor bij mensen met een verstandelijke beperking. De belangrijkste factoren en oorzaken hiervoor zijn de volgende.

2.3.3.1   Neurologische factoren

– Trage werking van het gehele maag-darmkanaal.
– Door kauw- en slikproblemen (secundair aan neurologische en motorische problemen) is er sprake van onvoldoende voedselinname, waardoor ook de inneming van voedingsvezels onvoldoende is. Ook wordt er vanwege kauw- en slikproblematiek gemalen of vloeibare voeding gebruikt, die minder voedingsvezels bevat.

2.3.3.2   Motorische factoren

– Onvoldoende lichaamsbeweging door immobiliteit en mobiliteitsproblemen.

2.3.3.3   Maag-darmproblemen

– Idiopathische 'slow transit' (vertraagde doorvoer).
– Door bovenbuikproblemen, gastro-oesofagale reflux en/of trage maaglediging is er bijna altijd onvoldoende inneming omdat het volume aan voeding en vocht niet groot kan zijn.

– Er is regelmatig sprake van vochtverlies door braken, rumineren en regurgitatie (terugstroming van voeding, meestal van voedsel uit maag naar mond).
– Prikkelbare-darmsyndroom.
– Diverticulair lijden.
– Megacolon of megarectum (een deel van de dikke darm raakt opgerekt door een ophoping van feces).

2.3.3.4 Medicijngebruik

– Anti-epileptica, antipsychotica en/of neuroleptica, parasympathicolytica, psychofarmaca en ijzerpreparaten.

2.3.3.5 Voedingsgerelateerd

– Onvoldoende inname van voedingsvezels.
– Onvoldoende vochtinname door slikproblemen en angst voor aspiratie.

2.3.3.6 Overmatig vochtverlies

– Door excessief transpireren (via de huid).
– Door kwijlen (via de mond), zeker in combinatie met onvoldoende vochtinname.

2.3.3.7 · Psychisch

– Een voortdurende overdreven aandacht voor de stoelgang of stress kan leiden tot obstipatie.
– Vooral bij kinderen kan angst voor de defecatie (pijn) leiden tot obstipatie. Dit wordt bevorderd door fissuren die kunnen optreden als gevolg van obstipatie (vicieuze cirkel).

2.3.3.8 Syndromen

– Bij de volgende syndromen komt obstipatie veel voor: het Down-syndroom (hypothyreoïdie), het Edwards-syndroom of trisomie-18 (obstetrische darm), het Cornelia de Lange-syndroom (hypothyreoïdie), het fragiele-X-syndroom, het syndroom van Rett, het Sotos-syndroom, het Smith-Magenis-syndroom (hypothyreoïdie), het VCF-syndroom (hyperparathyreoïdie) en het Williams-syndroom.

2.3.3.9 Gedragsmatig

EMB-cliënten zijn vaak incontinent van ontlasting en zijn in hun toiletgang volledig afhankelijk van hun verzorgers. Obstipatie is een gevolg van verandering in darmfunctionaliteit, verminderde inname van vocht en vezelrijke voeding en matige mobiliteit. Daarnaast kan een laag sociaal-emotioneel functioneren gedragsmatig invloed hebben op de toiletgang, bijvoorbeeld door:

- fixatie ten aanzien van de stoelgang en spanningen (stress) rondom de stoelgang;
- het verwaarlozen van de ontlastingsdrang kan een voor de cliënt positieve sensitieve prikkel geven;
- angst voor de defecatie (pijn);
- onrust, te weinig privacy en onvoldoende tijd voor toiletbezoek.

2.3.4 Kauw- en slikproblemen (dysfagie)

Van de Nederlandse bevolking heeft ongeveer 0,3 % slikproblemen. Bij mensen met een verstandelijke beperking komen slikproblemen vaker voor: onder alle volwassenen met een verstandelijke beperking is dit ruim 8 %. Slikproblemen nemen toe in ernst en aanwezigheid gedurende het verouderingsproces. Voor iedereen kunnen slikproblemen gevolgen hebben. Ernstige gevolgen van slikproblemen zijn bijvoorbeeld luchtweginfecties, longontsteking, ondervoeding of uitdroging (https://www.vgn.nl/).

Bij kauw- en slikproblemen spelen vooral de aangeboren ofwel neurologische en motorische factoren een rol, waardoor er een gestoorde motoriek in het mond-hals-keelgebied kan bestaan. Verder spelen gebitsproblemen mee. Specifieke oorzaken die een rol spelen bij mensen met een verstandelijke beperking zijn:

- aerofagie ofwel luchthappen;
- proppen of schrokken (is ook een gedragsprobleem);
- kwijlen;
- slijmvorming ofwel een verminderde speekselaanmaak (zie het punt 'medicijngebruik' hieronder);
- verslikken waardoor er kans is op aspiratiepneumonie (longontsteking waarbij stoffen zoals speeksel, braaksel, vloeistoffen en voedsel zijn ingeademd);
- medicijngebruik, zoals parasympathicolytica, psychofarmaca en antipsychotica. Deze medicatie zorgt voor verminderde speekselaanmaak of een droge mond, waardoor het lastig is voor de cliënt de voeding weg te krijgen (https://www. farmacotherapeutischkompas.nl/).

2.3.5 Gedragsproblemen

Een aanzienlijk aantal bijkomende belemmeringen en stoornissen met betrekking tot de voeding valt onder de noemer gedragsproblematiek:

- voedselaversie;
- voedselweigering;
- pica ofwel allotriofagie: eetstoornis waarbij iemand dingen eet die oneetbaar zijn, zoals verf of aarde;
- rumineren;
- hyperactiviteit, onder andere tics en dwangmatigheden;
- autisme of stoornissen uit het autistisch spectrum;
- agressiviteit;
- passiviteit;
- dwangmatige handelingen verrichten.

Mensen met een ernstige verstandelijke beperking gebruiken eten vaak als communicatiemiddel of als machtsmiddel. Denk hierbij aan rumineren door verveling of aan voedselweigering. Mensen met een hoger niveau kunnen bovengemiddelde scores op emotioneel, extern of lijngericht eetgedrag hebben.

De manier van eten, zoals schrokken en proppen, kan een vorm van communicatie of aandacht trekken zijn, maar sommige mensen zijn in verband met neurologische en/of motorische problemen alleen op die manier in staat om te eten.

Bij de volgende syndromen zijn gedragsproblemen met betrekking tot de voeding bekend.

- Angelman-syndroom: kinderen met het Angelman-syndroom zijn erg gericht op hun mond. Ze bewegen hun tong vaak ('tongue thrusting') en stoppen hun vingers (soms zelfs hun tenen), maar ook voorwerpen, vaak in de mond ('mouthing behavior'). De mond lijkt gebruikt te worden om voorwerpen af te tasten. Daardoor wordt de speekselvorming gestimuleerd, waardoor kinderen en volwassenen met Angelman-syndroom vaak veel kwijlen.
- Prader-Willi-syndroom: cliënten hebben een zeer grote eetlust met een dwangmatig zoeken naar en obsessie voor voedsel. Voedsel zal achter slot en grendel moeten! Veel gedragsproblemen ontstaan naar aanleiding van strijd om (niet mogen) eten, maar kunnen ook spontaan optreden.
- Smith-Magenis-syndroom: het in de mond (of andere lichaamsopeningen, zoals de oren) steken van voorwerpen.

2.4 Bepalen van de voedingstoestand

Aandachtspunten voor het inschatten van de energiebehoefte bij mensen met een verstandelijke beperking zijn:

- Een verlaagde energiebehoefte bij het Down-syndroom, Prader-Willi-syndroom en Smith-Magenis-syndroom en mogelijk andere syndromen.

– De streefwaarden van BMI zijn niet altijd toepasbaar door afwijkende lichaamsbouw, lengtegroei en spiermassa. Mensen met EMB hebben relatief vaak een
 abnormale verhouding tussen vetmassa en spiermassa. De BMI is laag met een
 vetophoping op de buik die niet passend is bij ondergewicht (Bor en Kampert
 2016).
– Bij een klein postuur op volwassen leeftijd kan de energiebehoefte overschat
 worden.
– De volgende situaties hebben invloed op het energieverbruik, maar moeten niet
 overschat worden (Rempel 2015):

  – toename of afname van spasmen;
  – hypotonie of hypertonie;
  – onrust;
  – ziekte;
  – medicijngebruik;
  – extreme bewegingsdrang;
  – tijdelijke beperkte mobiliteit.

– Bij zieke kinderen dient te worden gerekend met de ziektefactor zoals omschreven door de Stuurgroep ondervoeding.

2.4.1 Laboratoriumwaarden

Er zijn geen referentielabwaarden bekend voor mensen met een verstandelijke
beperking in het algemeen of een specifiek syndroom die informatie geven over
de voedingstoestand. Bij hen kunnen de algemene referentiewaarden aangehouden
worden.

2.4.2 De energiebehoefte inschatten

Er is geen gevalideerde methode om de energiebehoefte voor mensen met een
verstandelijke beperking te schatten. Het gewichtsverloop, de ziektekenmerken
en energie-inname lijken nu de meest gebruikte parameters bij mensen met EMB
(Bor en Kampert 2016).

De WHO-formules met lengte en gewicht (1985) en de Harris & Benedict-
formule (1919, 1984) kunnen ingezet worden als uitgangspunt. Voor kinderen zijn
de best voorspelbare formules de WHO-formule en de Schofield-formule (1985).
Deze zijn terug te vinden op websites voor nutritional assessment.

2.4.3 De lengte bepalen

Het bepalen van de lengte met behulp van een meetlat is niet mogelijk bij cliënten met scoliose of andersoortige vergroeiingen. Berekeningen van de lengte middels kniehoogte, (halve) armspanwijdte of tabialengte kunnen alternatieven zijn (Kruizinga en Wierdsma 2014). De tabialengte is hierbij de meest betrouwbare meting. Het is afhankelijk van de mate van vergroeiing en de mogelijkheden van de cliënt of een alternatieve meting mogelijk is, en zo ja, welke het best passend is.

2.4.4 De lichaamssamenstelling bepalen

Bij mensen met een verstandelijke beperking wordt de lichaamssamenstelling onder andere beïnvloed door:

– chronische ziekten of aandoeningen;
– medicatie, mobiliteitsstoornissen;
– vergroeiingen;
– syndromale oorzaken;
– genetische mutaties.

De BMI en middelomtrek blijven de meest praktische methoden om een inschatting van de lichaamssamenstelling te maken.

Het meten van de huidplooidikte is praktisch lastig uitvoerbaar voor mensen die hierin niet geoefend zijn en het kan belastend zijn voor de cliënt. Bovendien is de interpretatie lastig omdat mensen met EMB een typische vetverdeling hebben met relatief veel abdominale vetophoping. Een lage huidplooimeting kan dan de werkelijke vetmassa onderschatten (Bindels-De Heus et al. 2016).

Meting met de bio-impedantiemeter (BIA) met gebruik van de tabia-lengte in plaats van de sta-lengte geeft bij kinderen met cerebrale parese en een verstandelijke beperking de meest betrouwbare inschatting van de vetmassa en vetvrije massa (Rieken et al. 2011). Voor volwassenen is hier nog te weinig onderzoek naar gedaan.

Bij mensen met Down-syndroom lijken de BIA en BMI niet betrouwbaar (Casey 2013).

2.5 Dieetbehandeling

2.5.1 Aanleiding

De aanleiding voor dieetbehandeling is bij mensen met een verstandelijke beperking net zo divers als bij de reguliere populatie, met dien verstande dat overgewicht, refluxklachten, kauw- en slikproblemen, obstipatie en abnormaal eetgedrag bij deze cliënten vaker voorkomen dan in de algemene populatie. Het doel van de dieetbehandeling is een bijdrage te leveren aan het herstel, behoud of optimaliseren van de gezondheidstoestand en/of het welbevinden van de cliënt.

2.5.2 Aanmelding

In de eerste lijn wordt verwezen via de huisarts of medisch specialist. In de tweede lijn kan een verwijzing ook afgegeven worden door een Arts Verstandelijk Gehandicapten (AVG), verpleegkundig specialist of gedragskundige.

2.5.3 Uitvoering

De behandeling is altijd onderdeel van een multidisciplinair plan, waarbij het delen van informatie met de verwijzer en andere behandelaren gebruikelijk is. De wettelijk vertegenwoordiger wordt op de hoogte gesteld van de start van de behandeling en wordt betrokken bij het opstellen van de dieetafspraken.

Het behandelplan en de consultverslagen moeten worden gerapporteerd in het zorgplan en medisch dossier. De wettelijk vertegenwoordiger zal zo nodig schriftelijk akkoord moeten geven voor de behandeling.

Het is belangrijk het hele cliëntsysteem te betrekken bij de behandeling. Persoonlijk begeleiders zien toe op de gemaakte afspraken en coördineren de communicatie met betrokkenen rondom de cliënt. Het is raadzaam het hele begeleidersteam goed te informeren over de noodzaak van de dieetafspraken, zodat de voorwaarden voor het uitvoeren van het behandelplan zo optimaal mogelijk zijn.

Behandeling voor cliënten die zelfstandig wonen verloopt via de eerste lijn. Zoek samenwerking met andere behandelaren en (ambulant) begeleiders of ondersteuners. Onderhoud contact met de verwijzer. Er is geen ketenzorg voor verstandelijk beperkte cliënten.

2.5.4 Werkwijze

De dieetbehandeling voor mensen met een verstandelijke beperking wijkt af van de reguliere dieetbehandeling vanwege het verschil in cognitief functioneren en het te betrekken cliëntsysteem.

2.5.4.1 Screening

Verzamel de gegevens uit de verwijzing, de medische status, het zorgplan en het ondersteuningsplan van de cliënt. De gegevens die nodig zijn voor een goede beeldvorming kunnen al voor het eerste gesprek worden opgevraagd bij de persoonlijk begeleider. Voor een goede analyse van de voedingsinname is een voedingsdagboek van minstens drie werkdagen en een weekenddag, ingevuld in de woning, bij de dagbesteding en op logeerplekken, nodig. Verlies door rumineren, urineren, defecatie en morsen is vooral bij EMB- en EVB-cliënten van belang.

2.5.4.2 Diëtistisch onderzoek

Specifieke punten zijn:

- niveau van intellectueel en sociaal-emotioneel functioneren van de cliënt;
- algehele gesteldheid en klinische blik (Van Dijke en Van der Grinten 2017);
- lichaamsbouw en lichaamssamenstelling;
- afwijkingen in ontwikkeling of functioneren van organen;
- afwijkende anatomie;
- eetsituatie:

  - hulp bij eten en drinken;
  - zithouding bij het eten en drinken;
  - situatie aan tafel;
  - tijdstip en tijdsduur van eten en drinken;
  - consistentie en temperatuur van het eten;

- eetgedrag:

  - pica, fixatie en ontremming;
  - aversie, voorkeuren en weigering;
  - proppen of schrokken;

- problemen in het mondgebied:

  - kauw- en slikfunctie;
  - sensibiliteit en spierspanning in het mondgebied;
  - overvloedig kwijlen of dik slijm;
  - mondzorg;

- maag-darmproblemen:

  - obstipatie en megacolon;
  - rituelen rondom toiletgang;
  - rumineren;

- mobiliteit:

  - motoriek;
  - spasmen;
  - dagelijkse bewegingsmogelijkheden;

- medicatie;
- observaties vanuit cliëntsysteem;
- organisatie van eten en drinken:

  - boodschappen doen;
  - maaltijdkeuze;
  - weekbudget voor eten en drinken.

2.5.4.3 Behandeldoel en behandelplan

Stel realistische behandeldoelen op, waarbij rekening is gehouden met de moge-lijkheden van de cliënt en zijn omgeving.

De behandeling bestaat uit advisering en begeleiding met als doel het voor-komen, opheffen, verminderen of compenseren van aan voeding gerelateerde klachten/aandoeningen.

De hulpvraag kan een terugkerend patroon hebben, waarbij de behandeling intensieve en sluimerende periodes kent.

De dieetafspraken moeten worden opgenomen in het zorg- en ondersteunings-plan van de cliënt en minimaal eenmaal per jaar geëvalueerd worden.

2.5.4.4 Evaluatie

Regelmatig(er) afspraken evalueren en de cliënt en het cliëntsysteem motiveren is nodig. Het veranderen van (eet)gewoontes en gedrag en dit volhouden is voor mensen met een verstandelijke beperking zeer lastig. Zij kunnen geen langeter-mijngevolgen overzien en zien daarom vaak niet de noodzaak van het veranderen van hun gedrag. Regelmatig toelichting geven in een teamvergadering is zinvol.

Mensen met een (verstandelijke beperking en) autismespectrumstoornis kun-nen de afspraken zeer letterlijk nemen en weinig ruimte toelaten voor variatie. Langlopende sluimerende dieetafspraken kunnen leiden tot een eenzijdig eetpa-troon en vastgeroeste afspraken.

2.5.4.5 Afsluiting

Intramuraal zal de cliënt een leven lang zorg van behandelaren ontvangen. De reden van behandeling kan evenwel veranderen. Wees er alert op dat gemaakte dieetafspraken nog jaren kunnen voortduren terwijl de hulpvraag niet meer relevant is of het doel reeds bereikt is. De diëtist is een behandelaar die de cliënt en het zorgteam kan coachen in het aanpassen van het dieet. De bedoeling is dat de cliënt en persoonlijk begeleider dit zelfstandig kunnen voortzetten, met voldoende handvatten om te variëren. Sluit de behandelrelatie af als de begeleiding van de diëtist niet langer nodig is. Registreer de afronding in het zorgdossier en medisch dossier.

2.5.5 Aandachtspunten

De verschillende voedingsproblemen zoals behandeld in par. 2.3 leiden tot specifieke aandachtspunten bij de dieetbehandeling.

2.5.5.1 Ondervoeding

– Niet willen eten of drinken kan een protest zijn tegen (soms kleine!) verandering in omgeving.
– Vermoeidheid bij de cliënt voor het eten of uitputting als gevolg van het eten of drinken heeft negatieve invloed op de inname.
– Vermoeidheid bij ouders of begeleiders door de tijd die het kost om eten en drinken te geven heeft negatieve invloed op de inname en de sfeer rondom de maaltijd.
– Bij psychische stoornissen kan de eetlust verminderen door neerslachtigheid of de energiebehoefte toenemen door onrust.
– Mensen met een autismespectrumstoornis kunnen angst hebben voor onbekend eten en/of bepaalde structuren of kleuren van het eten. Hierdoor kan hun voeding te eenzijdig zijn.
– Extreme gevoeligheid in het mondgebied kan de reden zijn van minder eten of het vermijden van bepaalde voedingsmiddelen.
– Niet zelf kunnen tandenpoetsen, overgevoeligheid van het mondgebied, een droge mond en bacteriële overgroei in de mond door medicatiegebruik zijn risicofactoren voor een slechte mondhygiëne. Dit kan pijnklachten geven bij eten en drinken (Academy of Nutrition and Dietetics 2015).
– Mensen met een licht verstandelijke beperking (LVB) hebben een verhoogde kans op het ontwikkelen van een eetstoornis. Zij zijn gemakkelijk beïnvloedbaar en hebben moeite met ingewikkelde situaties waarin abstract denken en overzicht nodig zijn. Cliënten tussen 12 en 25 jaar hebben een grotere kans op het ontwikkelen van een eetstoornis doordat er op die leeftijd veel (lichamelijke) veranderingen plaatsvinden (Meeuwissen 2008).
– Een neus-maagsonde is bij mensen met een verstandelijke beperking niet ideaal, omdat zij deze gemakkelijk kunnen verwijderen en de plaatsing een vervelende/ traumatische ervaring kan zijn. Een tijdelijke neus-maagsonde kan leiden tot langdurig weigeren van orale voeding. De voorkeur gaat uit naar een gastrostomie (PEG). De plaatsing kan een knelpunt zijn omdat deze onder narcose moet gebeuren. Bij sommige cliënten kan een PEG vanwege maagklachten of anatomische redenen niet geplaatst worden.

2.5.5.2 Obesitas

- De mogelijkheden voor voldoende lichaamsbeweging zijn door omstandigheden vaak beperkt.
- Een verstoord dag-nachtritme en slaapstoornis komen regelmatig voor bij LVB. Dit verhoogt metabole stress en hiermee het risico op obesitas.
- Een strak dagmenu met beperkte keuzevrijheid geeft duidelijkheid aan de cliënt en het cliëntsysteem. Zodra de afspraken losser worden of verwateren, neemt het gewicht vaak weer toe.

2.5.5.3 Medicatiegebruik

- Let op voldoende vochtinname bij laxeermiddelen en bulkvormers.
- Ook als cliënten prima in staat zijn de medicatie met water in te nemen, worden medicijnen vaak met appelmoes gegeven omdat dit gemakkelijk weghapt. Zuivel wordt ontraden omdat dit de opname van medicatie kan beïnvloeden. Dit is overigens lang niet bij alle medicatie het geval.
- Controleer bij gebruik van klassieke anti-epileptica of de inname van vitamine B_1, B_5, B_{12}, foliumzuur, D en K voldoet aan de aanbevolen dagelijkse hoeveelheden en wees alert op signalen van deficiëntie.
- Medicijnen hebben vaak bijwerkingen die maag-darmklachten veroorzaken.
- Het anti-epilepticum valproïnezuur geeft bij langdurig gebruik een verhoogde kans op osteoporose. Osteoporose geeft pijnklachten, ook als er geen sprake is geweest van een fractuur. De pijnklachten kunnen meespelen in verminderde eetlust of discomfort bij het zitten.
- Medicatie speelt een belangrijke rol bij het welzijn van de cliënt. Het is belangrijk op de hoogte te zijn van de bijwerkingen die de voedingstoestand en dieetbehandeling kunnen beïnvloeden.

2.5.5.4 Obstipatie

- Obstipatie kan de oorzaak zijn van onverklaarbaar gedrag en onrust. Bij mensen met een ernstige tot matige verstandelijke beperking is het daarom van belang dat hun ontlastingspatroon dagelijks wordt bijgehouden ter evaluatie van medicatiegebruik en gedragsproblematiek.
- Cliënten gebruiken vaak een combinatie van laxeermiddelen (medicatie, supplementen en dieet) die samen de juiste werking bieden. Deze combinatie is het resultaat van trial en error. Verandering in medicatie of dieet kan dit evenwicht verstoren.
- Van de oudere mensen met een verstandelijke beperking voldoet 98 % niet aan de adviezen voor vezelgebruik (Evenhuis 2014).

2.5.5.5   Kauw- en slikproblemen

– De meest veilige houding, consistentie en manier van aanbieden van voeding wordt multidisciplinair bepaald. De kwaliteit van leven kan hierdoor
beperkt worden. Wanneer veiligheidsrisico's worden geaccepteerd wordt dit
bij goedkeuring van de wettelijk vertegenwoordiger vastgelegd in het zorg- en
ondersteuningsplan.
– Bij verdenking van een ernstige slikstoornis of onverklaarbaar moeilijk slikken
kunnen slikfoto's gemaakt worden in het ziekenhuis. Een dergelijk onderzoek
kan om verschillende redenen zeer belastend zijn voor de cliënt.

2.5.5.6   Sondevoeding

– Er kan bij begeleiders of verwanten weerstand bestaan tegen het geven van sondevoeding. Reden is vaak de angst dat de cliënt nooit meer orale voeding toegediend krijgt. Of dit daadwerkelijk zo is, hangt af van de reden om een (PEG-)
sonde te plaatsen. Het is mede de taak van de diëtist om hierover uitleg te geven
en het gesprek te blijven voeren. Soms is het nodig om verschillende plannen
met orale voeding en/of sondevoeding uit te werken, afgestemd op de alert-
heidsfase of ziekteperiode van een cliënt.
– De energiebehoefte wordt dikwijls overschat (par. 2.4), waardoor te veel of te
energierijke sondevoeding wordt ingezet. Overweeg sondevoeding die minder
energie bevat, maar wel de aanbevolen hoeveelheden eiwit, vitamines en mineralen levert als standaard sondevoeding.
– Bij ernstige gastro-oesofagale reflux moet sondevoeding in kleine porties en met
een lage druppelsnelheid toegediend worden.
– Let op voldoende mondverzorging. Bij volledige sondevoeding is er minder
speekselvorming, waardoor mondhygiëne extra aandacht behoeft. De cliënt kan
weerstand bieden tegen verzorging van de mond.
– Smaak is een sensatie die belangrijk kan zijn voor de kwaliteit van leven. Het
aanbieden van orale voeding is ook een belevingsmoment van de cliënt met zijn
verzorger. Overleg voor mogelijkheden met de logopedist.
– De inloopsnelheid bij portietoediening is meestal 100–250 ml/uur, afhankelijk
of de cliënt liggend of zittend de voeding krijgt toegediend. De voorkeur gaat
uit naar portietoediening via de pomp, omdat handmatige toediening soms te
snel gaat of omdat er te weinig tijd is.
– 's Nachts voeden heeft niet de voorkeur omdat de cliënt bij onrust de sonde
(ook de PEG-sonde) eruit kan trekken. Mogelijk wordt sondevoeding 's nachts
minder goed verdragen door het maag-darmkanaal.

2.6 Rol van de diëtist

2.6.1 Signaleren van voedingsproblemen

De diëtist zal vastgeroeste gewoontes rondom eten en drinken op een woongroep moeten aankaarten en zorgen dat voeding regelmatig terugkeert als agendapunt tijdens de teamvergadering. Ook in de thuissituatie van een cliënt kan er van alles spelen wat de inname kan beïnvloeden. Twijfel over de manier van voeden, houding of situaties rondom de eetmomenten dient te worden gemeld aan de persoonlijk begeleider en het behandelteam.

2.6.2 Interpreteren van hulpvraag

Het uitvragen van de hulpvraag met behulp van begeleiders. Veel cliënten kunnen niet – of onvoldoende – vertellen of benoemen wat hun klachten, wensen en doelen zijn.

(Het niet willen) eten en drinken kan door de cliënt ingezet worden als middel om fysiek ongemak of emotioneel ongenoegen te uiten. Door cognitieve, neurologische, motorische, zintuiglijke en psychiatrische stoornissen of beperkingen is de communicatie vaak verstoord.

Cliënten met een matig of licht verstandelijke beperking kunnen gemakkelijk overschat worden in hun hulpvraag. Zij kunnen bijvoorbeeld de vraag hebben overgenomen van anderen (verzorgers of begeleiders) zonder daadwerkelijk te begrijpen wat de vraag inhoudt.

2.6.3 Motiveren van cliënt en cliëntsysteem

Het vinden van manieren om de cliënt en/of begeleiders te motiveren om verandering in het eetpatroon of de leefstijl aan te brengen en vol te houden.

2.6.4 Preventiebeleid

Het opzetten en implementeren van een voedingsbeleid en/of preventiebeleid gezonde leefstijl en het vertalen van voedingsrichtlijnen naar praktisch uitvoerbare adviezen voor woongroepen.

2.6.5 Ondersteuning van het zorgteam

Het coachen van begeleiders bij het maken van maaltijdkeuzes, menuplanningen en inkoopafspraken. Gespreksleider bij gesprekken over verschillende opvattingen betreffende voedingszorg en leefstijl.

2.7 Aanbevelingen voor de praktijk

2.7.1 Ondersteuningsplan

In een ondersteuningsplan staat omschreven welk niveau van ontwikkeling de cliënt heeft, wat de (medische) voorgeschiedenis is, welke gebeurtenissen ingrijpend zijn geweest en welke ontwikkelingsdoelen er (al) zijn opgesteld. Begeleiders en verwanten kunnen veel informatie geven over het eetgedrag en de voedselvoorkeuren.

Via het medisch dossier kan informatie worden verkregen over de uitgebreide medische voorgeschiedenis van de cliënt.

2.7.2 Communicatie

Aandachtspunten voor gesprek en voorlichting zijn:

- Geef duidelijk aan wie je bent, wat je komt doen, wat de gemaakte afspraken zijn en wanneer je weer komt.
- Gebruik eenvoudige taal.
- Praat in korte zinnen.
- Geef concrete voorbeelden.
- Geef de cliënt tijd om te antwoorden.
- Stel zoveel mogelijk open vragen.
- Stel kleine doelen en leg de lat niet te hoog.
- Stel doelen die realistisch zijn en spreek een duidelijk tijdspad af.
- Herhaal de boodschap meerdere keren en laat de cliënt deze ook herhalen.
- Herformuleer de boodschap totdat deze begrepen wordt.
- Vul aan met visuele ondersteuning en lichaamstaal.
- Plan (evaluatie)gesprekken kort op elkaar.
- Geef niet te veel informatie in één gesprek, maar doseer dit.
- Maak het gesprek niet te lang (max. 15 minuten inhoudelijk).

2.7.3 Praktische aandachtspunten in de behandeling

- Vraag de omstandigheden waaronder gewogen is, zoals tijdstip, kleding, rolstoel met of zonder toebehoren en soort weeginstrument, na. Wees alert op (verandering van) rolstoel, hoofd- en beensteunen, zitkussens en orthopedische schoenen.
- Op dagcentra worden niet standaard (frequent) de lengte en het gewicht van kinderen gemeten. Dit kan op verzoek opgemeten worden door de fysiotherapeut die vaak vaste behandeluren heeft op het dagcentrum.
- Mensen met een verstandelijke beperking verblijven vaak al een groot deel van hun leven op een woongroep waardoor een lange dieetgeschiedenis bekend is. Zij kunnen per levensfase of zelfs per periode van het jaar andere voedingsbehoeften hebben.
- Mensen met een verstandelijke beperking die wonen in een woongroep en naar de dagbesteding gaan, krijgen vaker dan gemiddeld traktaties van medebewoners, collega's, begeleiders en familie. Zij hebben vaak ook de 'gunfactor'.
- Bij verhuizing naar een andere woongroep moet het dieetadvies besproken worden met het nieuwe begeleidingsteam en met de cliënt.
- Voor iemand met een verstandelijke beperking gelden in een andere omgeving vaak andere regels. Het is niet vanzelfsprekend dat afspraken op de woning ook hierbuiten van toepassing zijn.
- Als de maaltijd langer dan 30 minuten duurt, neemt de stress bij cliënt en begeleider of verwant toe. Dan is het aan te raden het maaltijdmoment te laten observeren door een logopedist, gedragskundige of systeemtherapeut.

2.7.4 Organisatie van de voedingszorg

In de opleiding voor begeleiders wordt weinig aandacht besteed aan menuplanning en gezonde voedingszorg. Wat zij gewend zijn privé klaar te maken ligt niet altijd in lijn met de visie op gezonde voeding van het Voedingscentrum of van de diëtist.

Als er te weinig tijd is voor maaltijdbereiding wordt (soms een aantal dagen per week) gebruikgemaakt van een maaltijdleverancier. Soms zijn er kookondersteuners of is er nog een centrale keuken met eigen kok. De maaltijdsamenstelling van leveranciers voldoet vaak niet, of maar net, aan de richtlijnen van het Voedingscentrum. De porties zijn gestandaardiseerd. Of hierin aanpassingen gedaan kunnen worden, bijvoorbeeld volkorenrijst of -pasta en minder grote porties, hangt af van de mogelijkheden van de leverancier.

De inkoop van voedingsmiddelen gaat vaak online bij een van de grotere supermarkten, één of twee keer per week. In sommige gevallen is een van de begeleiders hiervoor verantwoordelijk, maar meestal wordt de bestelling gedaan door degene die dienst heeft. Hierdoor kan het productaanbod per week nogal verschillen. Eenduidige afspraken over productkeuzes en aanpassingen in de boodschappenlijst bij wijzigingen in dieet zijn belangrijk.

2.7.5 Verenigingen en instituten

2.7.5.1 Syndroompoli's

In Nederland zijn in de loop der jaren verscheidene specifieke syndroompoli's opgericht. Deze poli's volgen kinderen gedurende de levensloop, zodat zij veel kennis opdoen van de voortgang van ontwikkeling en medische problemen.

2.7.5.2 Diëtisten Vereniging Gehandicaptenzorg

De Diëtisten Vereniging Gehandicaptenzorg (DVG) zet zich in om de aandachtspunten voor diëtisten bij syndromen, gedragsproblematiek en veelvoorkomende neurologische stoornissen te beschrijven.

2.7.6 Richtlijnen

Er zijn nog geen evidence-based richtlijnen voor dieetbehandeling bij mensen met een verstandelijke beperking. Een combinatie van meerdere aandoeningen of ziektebeelden en psychische stoornissen maakt de dieetbehandeling complex en er zal geregeld moeten worden afgeweken van de algemene richtlijnen.

2.7.7 Ondersteunende en aanvullende informatie

2.7.7.1 Boeken en rapporten

- American Psychiatric Organisation. *Handboek voor de classificatie van psychische stoornissen (DSM-5). Nederlandse vertaling van Diagnostic and Statistical Manual of Mental Disorders 5th Edition.* Amsterdam: Boom Uitgevers, 2014.
- Den Dekker K. *O jee, ik eet. Eetboek voor kinderen met autisme.* Graviant educatieve uitgaven, 2017.
- Fondelli T. *Autisme en eetproblemen.* Tielt: LannooCampus, 2012.
- Van Gemert GH, Minderaa RB. *Zorg voor mensen met een verstandelijke handicap.* Assen: Van Gorcum & Comp BV, 1997.
- Loschen E, Stavrakaki C. *Diagnostic Manual-Intellectual Disability (DM-ID). A Clinical Guide for Diagnosis of Mental Disorders in Persons with Intellectual Disability.* National Association for the Dually Diagnosed Nadd, 2007.
- Nederlands centrum Jeugd en Gezondheid. *Richtlijn Voeding en eetgedrag* 2013, aangepast 2017.

- Nederlandse Vereniging van Maag-Darm-Leverartsen *Richtlijn gastro-oesofageale refluxziekte*. 2010.
- Nijgh L, Bogerd-van den Brink M, Bogerd A. *Basisboek ondersteuning aan mensen met een verstandelijke beperking*. 2ᵉ druk. Amsterdam: Boom Lemma uitgevers, 2015.
- Sectie erfelijke en aangeboren aandoeningen (EAA). *Webboek Zorg voor kinderen met een ernstige meervoudige beperking*. Utrecht: Nederlandse vereniging voor kindergeneeskunde (NVK), 2016.
- Stuurgroep Ondervoeding (2016). *Leidraad Screening op en behandeling van ondervoeding bij kinderen opgenomen in Nederlandse ziekenhuizen.*
- Vugts-de Groot B. *Werken met ontwikkelingsleeftijden; afstemmen op mensen met een verstandelijke beperking*. 7ᵉ druk. Amsterdam: Boom uitgevers, 2009.
- De Wit M, Moonen X, Douma J. *Richtlijn Effectieve Interventies LVB*. Utrecht: Landelijk Kenniscentrum LVG, 2012.
- Wijnen, C. *Dieetbehandelingsrichtlijn Cerebrale Parese. Richtlijn 50*. Online uitgave. Rotterdam: Uitgevers 2010, 2018.

2.7.7.2 Relevante Websites

http://www.happyweightstippenplan.nl. Het Happy Weight Stippenplan© is een eetcontroleprogramma voor mensen met een verstandelijke beperking met overgewicht. Dit programma heeft zowel een papieren als digitale versie. Met de digitale versie kan de cliënt contact onderhouden met de behandelend diëtist.

www.zakboekdietetiek.nl: voor het berekenen van de energie- en eiwitbehoefte, een diagnostisch schema van de voedingstoestand en achtergronden bij labwaarden, lichaamssamenstelling en metabolisme.

www.inkaatjeskeuken.nl en www.duidelijkkoken.nl: kookboeken voor autisten.

https://iph.nl: de pijlers van positieve gezondheid in kaart brengen.

www.valetudoconsulting.be/portiegrootteboek/: boek over portiegroottes met foto's van porties per maaltijdcomponent.

http://www.zienweteneten.nl/: boekjes met plaatjes van producten met daarbij de hoeveelheid kcal en koolhydraten, vet, zout of eiwit en fosfaat.

www.nvavg.nl: de website van de Nederlandse vereniging van artsen voor verstandelijk gehandicapten, met een uitgebreid overzicht van publicaties, richtlijnen en syndroombeschrijvingen.

http://www.dietistvg.nl: de website van de Vereniging Diëtetiek Verstandelijk Gehandicaptenzorg.

www.artsenwijzerdietetiek.nl: tabblad voedingsproblematiek in de verstandelijk-gehandicaptensector; voor verwijzers.

http://www.cce.nl: expertisecentrum probleemgedrag bij mensen met een stoornis of beperking.

www.vgn.nl: website van de brancheorganisatie voor de gehandicaptenzorg.

www.vilans.nl: kenniscentrum langdurige zorg, zorgprotocollen.
www.groeistichting.nl: website van de stichting Kind en Groei met groeicurves voor cliënten met bepaalde syndromen.
www.tno.nl: website van TNO met trendanalyse verstandelijk-gehandicaptenzorg en groeicurves.
www.kennispleingehandicaptensector.nl: platform gehandicaptenzorg.

Literatuur

Academy of Nutrition and Dietetics. Position paper. J Acad Nutr Diet. 2015;115(4):593–608.
Admiraal M, Van Hoorn R, Pruissen A, Ritsma P, Wieringa C. Zijn antipsychotica dikmakers? Ned Tijdschr Voeding Diëtetiek. 2015;70(1):14–7.
Bor A, Kampert G. Energiebehoefte bij EMB: nattevingerwerk? Ned Tijdschr Voeding Diëtetiek. 2016;71(5):19–21.
Braam W, Van Duinen-Maas MJ, Festen DAM, Van Gelderen I, Huisman SA, Tonino MAM. Medische zorg voor patiënten met een verstandelijke beperking. Houten: Prelum uitgevers; 2014.
Casey AF. Measuring body composition in individuals with intellectual disability: a scoping review. J Obes. 2013;2013:628428. https://doi.org/10.1155/2013/628428.
Cassidy SB, Allinson JE. Managment of genetic syndromes. 3rd edition. New Jersey: Wiley-Blackwell; 2010.
De Bindels-Heus K, Derksen-Lubsen A, Van den Elzen A, Titulaer S, Goorhuis A. Zorg voor kinderen met een ernstige meervoudige beperking. Utrecht: Nederlandse Vereniging voor Kindergeneeskunde (NVK); 2016. https://werkboeken.nvk.nl/emb/.
Evenhuis H. Gezond Ouder met een verstandelijke beperking. Resultaten van de GOUD-studie 2008–2013. Rotterdam: Erasmus MC; 2014.
Fung EB, Samson-Fang L, Stallings VA, Conaway M, Liptak G, Henderson RC, et al. Feeding dysfunction is associated with poor growth and health status in children with cerebral palsy. J Am Diet Assoc. 2002;102(3):361–73.
Gravestock S. Eating disorders in adults with intellectual disability. J Intellect Disabil Res. 2000;44(6):625–37.
Ito Y, Carss K, Duarte ST, Hartley T, Keren B, Kurian MA, et al. De novo truncating mutations in WASF1 cause intellectual disability with seizures. Am J Human Genet. 2018;03(1):144–53.
Kruizinga H, Wierdsma N. Zakboek diëtetiek. Amsterdam: VU uitgeverij; 2014.
Meeuwissen M. Eetstoornissen bij LVG-cliënten, onderzoek naar de behandeling en het ontwikkelen van voorlichtingsmateriaal. Scriptie. Nijmegen: Hoge School van Arnhem en Nijmegen; 2008. www.nvavg.nl.
Munk DD, Repp AC. Behavioral assessment of feeding problems of individuals with severe disabilities. J Appl Behav Anal. 1994;27(2):241–50.
Rempel G. The importance of good nutrition in children with cerebral palsy. Phys Med Rehabil Clin N Am. 2015;26:39–56.
Rieken R, Van Goudoever JB, Schierbeek H, Willemsen SP, Calis EAC, Tibboel D, et al. Measuring body composition and energy expenditure in children with severe neurologic impairment and intellectual disability. Am J Clin Nutr. 2011;94:759–66.
Van Staalduinen W, Ten Voorde F. Trendanalyse verstandelijk gehandicaptenzorg. Hoofddorp: TNO Kwaliteit van Leven; 2011.
Van Dijke J, Van der Grinten P. Klinische blik bij EMB. Ned Tijdschr Voeding Diëtetiek. 2017;72(6):30–1.
Wiedeman HR, Kunze J, Dibbern H. An Atlas of Clinical Syndromes, a visual aid to diagnosis. Londen: Wolfe Publishing Ltd.; 1992.

Hoofdstuk 3
Enterale voeding

December 2019

T.A.J. Tas en N.M van Rijssen

Samenvatting Wanneer het niet mogelijk is om (voldoende/volwaardig) te voeden via de natuurlijke weg (mond en vervolgens maag-darmkanaal), is kunstmatige voeding geïndiceerd. Als kunstmatige voeding via het maag-darmkanaal wordt toegediend wordt deze enterale voeding genoemd of – naar de toedieningsweg – sondevoeding. In dit hoofdstuk worden de mogelijkheden voor enterale voeding besproken. Na het vaststellen van de indicatie volgt de beslissing over de samenstelling en de toedieningsweg van de enterale voeding. Dit hoofdstuk biedt een leidraad voor het maken van de keuze voor de soort voeding en de verschillende toedieningswegen. Daarbij worden de mogelijke complicaties ten gevolge van de toediening van enterale voeding besproken en suggesties gegeven hoe de enterale voeding opgebouwd kan worden. Het hoofdstuk sluit af met enterale voeding in de thuissituatie en de rol van de diëtist bij deze vorm van voedingstherapie.

3.1 Inleiding

Onder enterale voeding wordt een dun vloeibare voeding verstaan die via een kunstmatige weg (de voedingssonde of het voedingsfistel) in het maagdarmkanaal wordt aangeboden. Enterale voeding wordt ook wel naar de toedieningsweg genoemd, namelijk sondevoeding.

Enterale voeding wordt vooral in instellingen als tijdelijke optie/oplossing toegepast wanneer een patiënt niet kan, mag of wil eten. Als de normale voedingstoevoer (mond-maag-darmkanaal) tijdens een opname in de instelling niet hersteld kan worden, kan de patiënt in de thuissituatie de enterale voeding voortzetten.

T.A.J. Tas MSc (✉) · N.M. van Rijssen MSc
TPV & Darmfalenteam, Amsterdam UMC locatie AMC, Amsterdam, Nederland

© Bohn Stafleu van Loghum is een imprint van Springer Media B.V., onderdeel van Springer Nature 2020
M. Former et al. (Red.), *Informatorium voor Voeding en Diëtetiek – Supplement 103 – december 2019*, https://doi.org/10.1007/978-90-368-2426-2_3

3.2 Indicaties voor enterale voeding

Indien het optimaal voeden via de orale weg – eventueel met behulp van drink-voeding en voedingssupplementen – niet (voldoende) lukt, is het toedienen van de noodzakelijke voedingsstoffen via een andere route naar het maag-darmkanaal een optie. Niet optimaal voeden via de orale weg komt in de praktijk neer op:

- een voedingsinname van 50–75 % van de behoefte die niet aangevuld kan wor-den met energie- en eiwitverrijkte voeding en/of drinkvoeding;
- een voedingsinname die lager ligt dan 50 % van de behoefte. Wanneer de inname zo laag is, dan is het vrijwel onmogelijk om volledig aan te vullen met behulp van energie- en eiwitverrijkte voeding en/of drinkvoeding;
- geen orale intake mogelijk.

Indicaties Enterale voeding wordt toegediend als een patiënt:

- *niet kan eten*: onder andere bij verminderd bewustzijn, slikproblemen;
- *niet mag eten*: onder andere bij fixaties in het hoofd-halsgebied of na grote ingrepen in het hoofd-hals- of maag-darmgebied met risico op naadlekkage van een anastomose en een verhoogde kans op bloedingen in het hoofd-halsgebied bij bijvoorbeeld chemotherapie;
- *niet wil eten*: onder andere anorexie bij ziekte, psychische problematiek.

Zie kader 1 voor een uitgebreide lijst van indicaties.

Kader 1 Voorbeelden van indicaties voor enterale voeding
Niet (voldoende) kunnen eten vanwege:

- obstructies proximaal in het maag-darmkanaal: er kan wel gevoed worden voorbij de obstructie (bijv. in duodenum bij obstructie in maag);
- dysfagie door neurologische ziekten, zoals ALS, de ziekte van Huntington, de ziekte van Parkinson en CVA;
- aangezichtsverwondingen;
- kaakfracturen;
- chirurgisch ingrijpen in het hoofd- en/of halsgebied: door de operatie gegenereerde slik- en passageproblemen of risico op naadlekkage van de slokdarm;
- verlaagd bewustzijn;
- kunstmatige beademing;
- anorexie ten gevolge van ziekte (o.a. kanker, de ziekte van Alzheimer) en/of behandeling;
- psychische problemen (depressie, anorexia nervosa).

Niet (voldoende) mogen eten vanwege:

- operaties in het maag-darmkanaal;
- grote buikoperaties (blaas, lever, pancreas);
- high-output fistels: door veel eten wordt de output – en dus het verlies van vocht, elektrolyten en bicarbonaat – sterk verhoogd;
- acute fase van darmziekten, zoals colitis ulcerosa en de ziekte van Crohn.

Contra-indicaties Enterale voeding mag niet worden toegediend wanneer dat schadelijk is voor (het functioneren van) het maag-darmkanaal. Dit kan het geval zijn bij een blokkade in het maag-darmkanaal (ileus, tumor, stenose door verklevingen) of bij ernstige darminfecties waarbij het aanbieden van voeding de klachten (zoals diarree en braken) verergert. En ook in situaties waarbij sprake is van grote verliezen van vocht en elektrolyten die niet via de orale weg aan te vullen zijn (short-bowel syndroom, high-output stoma, enterocutane fistels enz.). Contra-indicaties voor enterale voeding zijn indicaties voor het starten van parenterale voeding (par. 5.2).

Als er een contra-indicatie is om een neus-maagsonde in te brengen, zijn er verschillende alternatieven beschikbaar (par. 3.4). Ook is het de moeite waard om te onderzoeken of er een aangepaste samenstelling van de voeding kan worden gekozen voordat een andere toedieningsweg gekozen wordt (bijvoorbeeld bij malabsorptie).

3.2.1   Voedingsproblemen van psychische aard

De keuze voor enterale voeding bij voedingsproblemen van psychische aard (bijvoorbeeld bij anorexia nervosa) zal zeer weloverwogen moeten worden gemaakt. De orale toegangsweg is bij deze patiënten wel toegankelijk, maar wordt gepasseerd. De beslissing om over te gaan tot deze wijze van voeden zal multidisciplinair tot stand moeten komen.

Het is belangrijk om een haalbaar doel te stellen (bijv. het te bereiken gewicht in een bepaalde periode) en te bepalen wat er gebeurt als het doel niet gehaald wordt. (Voor meer informatie over enterale voeding bij problemen van psychische aard zie hoofdstuk *Eetstoornissen*, par. 2.7.4).

In geval van hongerstaking zonder psychische problematiek (bijv. in een detentiecentrum) zijn er mogelijkheden om toch voeding en/of vocht toe te dienen. Kenniscentrum 'de commissie van toezicht' is verbonden aan justitiële inrichtingen in Nederland en geeft daarover een advies. Het gedwongen toedienen van voeding en/of vocht mag niet plaatsvinden wanneer een gedetineerde wilsbekwaam is en uitdrukkelijk verklaart voedsel en/of vocht te willen weigeren. In dat geval wordt deze wens gerespecteerd. Het zelfbeschikkingsrecht en de eigen wil van een gedetineerde staan namelijk centraal. De begeleiding richt zich op voorlichten, psychische ondersteuning en het monitoren van lichaamsfuncties.

3.3   Samenstelling enterale voeding

3.3.1   Macronutriënten

Na het vaststellen van de voedingsbehoefte aan macronutriënten is het van belang de vorm van de nutriënten te bepalen. Hierbij moeten de volgende punten in overweging genomen worden:

- Is de verteringsmogelijkheid intact, dan kunnen intacte eiwitten, vetten en koolhydraten worden gebruikt (polymere voeding).
- Is er een enzymdefect, dan kan gekozen worden voor een niet-intacte eiwitbron (oligopeptide, dipeptide of aminozuur) en een verlaagd vetgehalte, al dan niet (gedeeltelijk) bestaand uit korteketenvetzuren (MCT). Dit zijn de zogeheten oligomere en monomere voedingen (kader 2).

Kader 2 Indeling enterale voedingen naar complexiteit van voedings-stoffen

- *Polymeer*: voeding met intacte eiwitten, koolhydraten (maltodextrine) en vet.
- *Oligomeer*: voeding met gesplitste eiwitten (korteketenpeptiden of aminozuren), vetten (korteketen (VLCT) of middellangeketen vetzuren (MCT) en koolhydraten (dextrine, maltose).
- *Monomeer*: voeding op basis van aminozuren, glucose en (eventueel) vet in de vorm van MCT/LCT.

Variaties in samenstelling van enterale voedingen De kant-en-klare voedingspreparaten kennen een grote variatie in samenstelling en dosering van macronutriënten:

- energiedichtheid: 0,5 – 0,8 – 1 – 1,2 – 1,3 – 1,5 – 1,6 – 2 kcal/ml;
- eiwitgehalte: 10 tot 25 energieprocent;
- eiwitsamenstelling: verrijking met specifieke aminozuren, zoals glutamine, arginine, aromatische aminozuren;
- vetgehalte: van 0 tot 60 energieprocent;
- vetsoort: LCT, MCT, toegevoegde omega-3-vetzuren;
- vezels: aan- of afwezig; fermenteerbaar en/of niet-fermenteerbaar.

De medische voedingsmiddelenindustrie is voortdurend bezig om het assortiment enterale voeding te optimaliseren en af te stemmen op de behoefte van de patiënten. Ook wordt er gezocht naar toepassingen van specifieke voedingsstoffen om ziektebeelden te behandelen (denk hierbij aan immunonutritie).

Veel voedingen die primair gemaakt zijn voor een bepaalde doelgroep, lijken breder toepasbaar. Een voorbeeld hiervan zijn de geconcentreerde voedingen die ontwikkeld zijn voor nierfunctiestoornissen, maar die momenteel dikwijls worden toegepast om patiënten optimaal te voeden in een kortere tijdspanne (bijvoorbeeld alleen gedurende de nacht), met een lagere toedieningssnelheid of bij patiënten die een vochtbeperking hebben op basis van cardiale problematiek.

Specifieke voedingsstoffen worden toegevoegd om het effect van enterale voeding in uiteenlopende situaties te versterken. Deze worden in de volgende paragrafen besproken.

Eiwitten

Indien nodig is het mogelijk om extra eiwit toe te dienen via de voedingssonde. Er is een eiwitrijke siroop beschikbaar die via de sonde toegediend kan worden (ProSource®).

3.3.1.1 Aminozuren

Nucleotiden

Nucleotiden zijn bouwstenen voor DNA en RNA en hebben een belangrijke functie als katalysator, energietransporteur en coördinator van hormonale signalen in cellen. Snel delende cellen als leukocyten en enterocyten hebben exogene bronnen van nucleotiden nodig omdat zij zelf onvoldoende capaciteit hebben om deze te synthetiseren; ze zijn afhankelijk van recycling (endogene bron) en de inname van nucleotiden (exogene bron, bijvoorbeeld voeding). De novo synthese van nucleotiden is complex en kost veel energie, waardoor het lichaam in periodes van metabole stress een voorkeur heeft voor het gebruik van exogene bronnen.

In experimentele studies wordt immunosuppressie gezien bij ondervoeding en een nucleotidearme voeding. Dit herstelt wanneer nucleotiden in de vorm van gist-RNA gesuppleerd worden. Een positief effect op het lichaamsgewicht en de cellulaire immuniteit bij ic-patiënten werd gezien bij gebruik van een supplement dat een combinatie van glutamine, alanine, arginine en nucleotiden bevat (Tepaske 2007).

Glutamine

Glutamine is een niet-essentieel aminozuur dat een centrale rol speelt in het stikstofmetabolisme. Het is tevens betrokken bij de regulering van het zuur-basenevenwicht en de eiwitsynthese, en het dient als precursor voor de synthese van nucleotiden, eiwitten en glutathion. Glutamine is de belangrijkste brandstof voor snel delende cellen, zoals immuuncellen, enterocyten, niertubuluscellen en (darm)mucosa.

De productie van glutamine wordt door het lichaam vanuit de spier geregeld. Onder normale omstandigheden zijn vraag en aanbod met elkaar in evenwicht. In stresssituaties wordt glutamine echter verminderd aangemaakt en ook ziekte en depletie hebben een negatieve invloed op de glutamineproductie, waardoor er een ernstig tekort kan ontstaan aan dit aminozuur. Tijdens acute ziekte is niet alleen een verminderde productie een probleem, maar is er bovendien een verhoogde behoefte aan glutamine.

Arginine

Arginine wordt gebruikt in het lichaam als tussenstap om de productie van glutamine aan te zetten. Er zijn wisselende inzichten over het al dan niet toepassen van met arginine verrijkte enterale voedingen.

Omega-3-vetzuren

Het gebruik van omega-3-vetzuren in enterale voeding is gericht op twee mechanismen:

– immunomodulatie bij grote abdominale chirurgie;
– het verhogen van de eetlust bij kankercachexie.

Omega-3-vetzuren (zoals in visolie) remmen de productie van cytokinen. Dat zijn eiwitachtige stoffen die door de cellen van het afweersysteem worden geproduceerd en met behulp waarvan deze cellen berichten met elkaar uitwisselen en elkaar tot allerlei acties aanzetten. Cytokinen spelen een belangrijke rol bij de afweer tegen micro-organismen, maar ook bij ziekten, zoals de ziekte van Crohn, colitis ulcerosa, levercirrose en ontstekingsprocessen. Bij iedere ziekte treedt een stressrespons op, die bestaat uit de productie van stresshormonen (adrenaline, cortisol en glucagon) en een overactief cytokinenetwerk van de cytokines IL-1, IL-6 en TNF-alfa (tumornecrosefactor).

IL-1 reguleert onder andere de acutefaserespons en vermindert weefselherstel. IL-6 speelt een rol bij de bloedaanmaak bij ontstekingen, inclusief de toename van acutefase-eiwitten. Tevens vermindert het de regulatie van acutefase-eiwitten. Onderdelen van het cytokinenetwerk zijn bij ziekte in staat het verzadigingsgevoel te stimuleren en het hongergevoel te remmen. Centraal kan het netwerk het voedselverzadigingscentrum in de hypothalamus beïnvloeden. Daar zijn twee systemen te onderscheiden: een stimulerend en een remmend systeem. Als primaire vertegenwoordiger van het eetluststimulerende systeem geldt het neuropeptide Y (NPY) en van het eetlustremmende systeem de 'corticotrofine releasing factor' (CRF). CRF komt uit de hypothalamus en zet de hypofyseachterkwab aan tot productie van adrenocorticotroop hormoon (ACTH) en cortisol. ACTH zet de bijnierschors aan tot de productie van steroïden. NPY's zijn polypeptiden die worden gevormd door zenuwcellen en functioneren als neurohormonen, neurotransmitters en neuromodulators ten behoeve van functies van het zenuwstelsel. NPY stimuleert via het centrale zenuwstelsel de eetlust.

Eicosapentaeenzuur (EPA) remt de productie van pro-inflammatoire cytokinen en stabiliseert de acutefase-eiwitrespons. In het bijzonder aan IL-1, IL-6 en TNF-alfa wordt de symptomatologie van het cachexiesyndroom bij kankerpatiënten toegeschreven, bijvoorbeeld door beïnvloeding van het voedselverzadigingscentrum van de hersenen. Zie hiervoor ook de hoofdstukken in het *Informatorium* over voeding bij kanker.

De toepassing van omega-3-vetzuren is discutabel. Voor selecte patiëntengroepen is in onderzoek bewijs geleverd voor een positief effect en de industrie extrapoleert dit naar andere ziektebeelden. Het is echter belangrijk goed te kijken naar de positieve en negatieve effecten van de voedingen verrijkt met omega-3-vetzuren alvorens deze te adviseren (Martin en Stapleton 2010; Vogel et al. 2012).

Immunonutritie

Het toedienen van glutamine, arginine, nucleotiden en omega-3 vetzuren aan voeding wordt immunonutritie genoemd. Er zijn geen eenduidige resultaten in wetenschappelijke onderzoeken over immunonutritie bij sondevoeding. Bij een aantal patiëntengroepen zijn positieve effecten gevonden, maar bij andere groepen negatieve effecten. Wanneer overwogen wordt om een dergelijke voeding te gebruiken, kunnen de adviezen van de Nederlandse Vereniging voor Intensive Care (www.nvic.nl) gebruikt worden. Het Chirurgisch Overleg Diëtetiek Academische Ziekenhuizen heeft een standpunt ingenomen met betrekking tot. immunonutritie op basis van wetenschappelijk onderzoek (CHIODAZ 2017). De ESPEN *guidelines on nutrition in cancer patients* geeft het advies om bij specifieke patiëntengroepen die een resectie ondergaan, te starten met immunonutritie peri- en postoperatief (Arends et al. 2017). Dit geldt vooral bij patiëntengroepen waarbij positief effect gevonden is, zoals bij gastro-intestinale chirurgie en hoofd-halschirurgie (Vermeulen et al. 2007; Wernerman 2008), vijf tot tien dagen preoperatief eventueel postoperatief gecontinueerd. (Zie het hoofdstuk *Perioperatieve voeding*, par. 4.2.2 voor meer informatie over immunonutritie.)

3.3.1.2 Voedingsvezels

In enterale voeding worden twee soorten vezels toegepast: de niet-fermenteerbare vezels en fermenteerbare vezels. Bij de meeste patiënten wordt een combinatie van deze vezels in de enterale voeding toegepast.

Niet-fermenteerbare vezels

Denk hierbij aan cellulose, hemicellulose en lignine. Deze worden vanwege hun vochtopnemend vermogen toegepast bij de regulatie van de intestinale passagetijd (obstipatie, divertikels). Doordat deze vezels ook toxines, galzouten en water absorberen, zijn ze ook bruikbaar bij diarree.

Fermenteerbare vezels

Denk aan pectinen, psyllium en guar. Deze worden door bacteriën omgezet tot gassen en korteketenvetzuren (butyraat, acetaat, proprionaat) die een kleine hoeveelheid energie leveren. De fermenteerbare vezel zou een positief effect op de colonocyt hebben door de toelevering van energie (butyraat) en hierdoor translocatie van bacteriën door de darmwand voorkomen. De gefermenteerde vezels verlagen de zuurgraad in de darm en creëren daarmee een milieu waarin schadelijke bacteriën niet goed kunnen overleven (Machado et al. 2018).

Vooral bij chronisch gebruik van enterale voeding is het gebruik van vezels te prefereren boven een product zonder vezels. Aanbevolen wordt een vezelinneming van minimaal 90 (vrouw) tot 115 gram (man) graan en/of volkorenproducten (overeenkomend met ± 6–8,5 gram vezels) per dag. De huidige vezelrijke sondevoedingsproducten bevatten tussen de 15 en 25 gram vezels per 1.000 ml, in de meeste gevallen een mengsel van diverse soorten vezels. Dit is ruim volgens de *Richtlijnen goede voeding* (Gezondheidsraad 2018).

Fermenteerbare sojapolysacchariden werden als eerste voedingsvezels toegepast in enterale voeding. Deze vezels hadden onvoldoende vochtopnemend vermogen in de darm en maakten de enterale voeding dikker, waardoor de diameter van de gebruikte voedingssonde minimaal charrière 10 moest zijn om verstoppingen te voorkomen. Door het gebruik van een enkele soort voedingsvezel in grote hoeveelheid (de eerste voedingen hadden 15 gram voedingsvezel per 1.000 ml) werden veel bijwerkingen gezien, met name gasvorming en hierdoor buikkrampen en onvoldoende mogelijkheid om voldoende voeding te geven.

Vrij kort na de introductie van de sojapolysacchariden lukte het de industrie om mengsels van vezels toe te voegen aan enterale voedingen. Hiermee werd een goede balans van positieve eigenschappen van vezels behaald. Ook de stroperigheid van de voedingen werd minder en het was zelfs mogelijk aan voedingen met > 1 kcal./ml vezels toe te voegen.

Bijwerkingen van gebruik toegevoegde vezels

Het gebruik van voedingsvezels bij enterale voeding kan ook negatieve bijwerkingen hebben, zoals:

– obstructies door onvoldoende vochtopname bij het gebruik van niet-fermenteerbare vezels – het advies is om naast de enterale voeding nog extra water via de sonde te geven;
– gasvorming door fermenteerbare vezels met als klacht opgezwollen buik, darmkrampen, flatulentie en anale jeuk;

– binding door het aanwezige fytaat uit de vezels van zink, calcium en magnesium en soms geneesmiddelen die door de binding minder effectief worden.

De toepassing van vezels in enterale voeding wordt per patiënt bepaald. Aangetoond is een positief effect van psyllium en gemodificeerde guar (Benefiber®) bij diarree en de IC-patiënt (Elia et al. 2008). De ASPEN-richtlijn adviseert om alleen een hemodynamisch stabiele IC-patiënt vezels te geven die fermenteerbaar en oplosbaar zijn (McClave et al. 2016).

3.3.2 Micronutriënten

3.3.2.1 Vitamines en spoorelementen

Als leidraad voor de toevoer van vitamines en spoorelementen via enterale voeding geldt de aanbevolen dagelijkse hoeveelheid, zoals door de Gezondheidsraad in 2018 bepaald en de eventuele wijzigingen daarna. Het is niet bekend of de behoefte aan vitamines en spoorelementen bij de diverse ziektebeelden daarvan afwijkt. Er moet rekening worden gehouden met mogelijke verliezen via bijvoorbeeld ontlasting als bij diarree, stoma's of fistels en chylus. Depletie van ijzer en de vetoplosbare vitamines A, D, E, K en vitamine B_{12} kunnen ontstaan door malabsorptie. Goede monitoring van deze micronutriënten is van belang bij langdurig ernstige diarree of resectie van terminale ileum, maar ook bij patiënten die een eenzijdig dieet gebruiken. De evaluatie van bloedwaarden kan aanleiding zijn tot suppletie van deze vitamines en spoorelementen naast de aanwezige micronutriënten in de enterale voeding.

Vitamine A en D kunnen oraal of via de sonde gesuppleerd worden: vitamine A dagelijks tot 5.000 IE, vitamine D 10.000–25.000–50.000 IE maandelijks tot wekelijks; in uitzonderlijke gevallen, zoals bij een short-bowel syndroom, soms tot 50.000 EH van 1–3× per week tot dagelijks en vitamine B_{12} intramusculair 1× per 1–2 maanden. Suppletie met deze hoge doseringen moet goed geëvalueerd worden middels bloedonderzoek. IJzer kan via de sonde als drank of via intraveneuze toediening gesuppleerd worden: 100 mg/week of 500–1.000 mg per 3–6 maanden. De orale supplementen worden namelijk slecht opgenomen tegelijkertijd met continue enterale voeding (Fernández-Bañares et al. 2009; Gozzard 2011; Thatcher en Clarke 2011).

3.3.2.2 Elektrolyten

Bij ziekte kan de behoefte aan elektrolyten verhoogd of verlaagd zijn: verhoogd bij verhoogde output (braken, stoma, fistels, diarree) en verlaagd bij verminderde circulatie en nierfunctie. Er zijn enterale voedingen met een verlaagd elektrolytengehalte (natrium, kalium en fosfaat) verkrijgbaar om patiënten met bijvoorbeeld lever-, hart- en nierfunctiestoornissen goed te kunnen voeden.

Bij verhoogde behoefte aan elektrolyten (calcium, magnesium, kalium, natrium en fosfaat) kan gekozen worden voor het toedienen van de elektrolyten in vloeibare vorm via de sonde. Voor en na het toedienen van de elektrolytvloeistoffen moet de sonde goed schoongespoeld worden met 10 ml (lauwwarm) water. Bij voorkeur de elektrolyten niet door de enterale voeding mengen (met uitzondering van natrium), omdat dan het risico bestaat van contaminatie en/of reactie van de elektrolyten met het product.

Een aantal elektrolyten (magnesium en fosfaat) werkt laxerend bij toediening in de darm. Als het niet lukt om deze elektrolyten via de enterale weg te suppleren, zullen ze intraveneus moeten worden toegediend. Een grote bolus van natrium en kalium kan maagklachten geven; ook in dit geval is intraveneuze suppletie een betere keuze in de klinische situatie en/of thuissituatie. Het gebruik van vloeibare elektrolytsuppletie kan zorgen voor een betere opname van deze stoffen in de (beschadigde en/of korte) darm. Denk hierbij aan bijvoorbeeld Maalox®-drank voor de suppletie van magnesium of het gebruik van vloeistoffen voor intraveneus gebruik via de sonde. Ook suppletie van natriumbicarbonaat in vloeibare vorm gaat beter dan als tablet in oplossing.

3.3.3   Assortimentskeuze enterale voedingen

Het assortiment enterale voeding in een organisatie stelt men vast op basis van een inventarisatie van de te behandelen patiënten. In kader 3 is te zien hoe de inventarisatie eruit kan zien.

Kader 3
Wat is de gewenste basisvoeding?

- eiwitgehalte/ml;
- energiegehalte/ml.

Welke patiënten moeten gevoed worden met enterale voeding?

- geen metabole veranderingen (bijvoorbeeld CVA);
- metabole veranderingen van invloed op voedingsbehoefte (bijvoorbeeld verhoogde eiwitbehoefte door stress, vochtbeperking, behoefte aan niet-intacte eiwitten).

Voedingsdoelen:

- handhaven gewicht;
- gewichtstoename;
- gewichtstoename bij veranderde behoefte in energie en/of eiwit.

Voedingen met gewijzigde nutriëntensamenstelling t.o.v. basisvoeding:

- geconcentreerde voeding t.b.v. een vochtbeperking;
- geconcentreerde voeding t.b.v. optimaal voeden;
- geconcentreerde voeding t.b.v. eiwit- en elektrolytbeperking;
- vetbeperkt (lymfelekkage, enzymdefect);
- verteringsproblemen en/of malabsorptie;
- behoefte voedingsvezels.

Aan de hand van de gestelde doelen en de patiëntengroepen kan er gekeken worden naar de beschikbare voedingen en kan een assortiment worden bepaald. Zowel de fabrikanten van sondevoeding als de facilitaire bedrijven die sondevoeding leveren, publiceren overzichten van de voedingswaarde van sondevoeding, Deze zijn via internet inzichtelijk of kunnen in boekvorm aangevraagd worden.

Door binnen de organisatie duidelijke richtlijnen op te stellen over wie te voeden en wie niet is de keuze gemakkelijker te maken. Een algemene richtlijn voor indicatie gebruik van enterale voeding is:

- actief beleid ter behandeling van ziekte (geen terminale zorg), in combinatie met onvoldoende mogelijkheid tot voldoende eigen inname;
- functionerend maag-darmkanaal;
- naar verwachting meer dan vijf dagen geen orale voeding mogelijk en/of meer dan 10 % gewichtsverlies (of 6 kg) in zes maanden of 5 % in één maand (of 3 kg).

3.4 Toediening enterale voeding

Nadat het besluit genomen is om te starten met enterale voeding en welke soort wordt gebruikt, volgt de beslissing via welke toedieningsweg de sondevoeding toegediend zal worden. Hier spelen, naast de indicatie voor enteraal voeden, nog een aantal andere overwegingen mee. Zo kan een sonde ook gebruikt worden om maaginhoud af te zuigen of te hevelen of om (bij beademde patiënten) overtollig lucht uit de maag te laten ontsnappen. Andere overwegingen die meegenomen dienen te worden zijn:

- de wijze van voeden: continu, intermitterend of in portievorm (par. 3.5);
- of de voeding met behulp van een pomp, spuit of middels zwaartekracht toegediend zal worden;
- de diameter van de sonde en het soort aansluiting (par. 3.4.1);
- van welk materiaal de sonde gemaakt is (par. 3.4.1);
- het comfort voor en de leeftijd van de patiënt.

3.4.1 Sondes

3.4.1.1 Diameter en aansluitingen

De diameter van de sonde wordt in charrière (Ch) of french (1 Ch = 1 Fr = 0,3 mm) uitgedrukt. Dit betreft de buitendiameter van de sonde. Er bestaan heel veel verschillende maten sondes, variërend van Ch 4 tot Ch 20. Voor volwassenen zijn de meest gangbare sondes voor toegang via de neus Ch 8 tot 10. Percutaan via de maag geplaatste sondes (PEG/PEG-J of PEJ) hebben veelal een diameter van Ch 12–14. Sondes die percutaan in de darm worden geplaatst (naald-jejunumfistel), hebben een diameter van maximaal Ch 12.

Uit het oogpunt van patiëntencomfort heeft de kleinst mogelijke diameter de voorkeur. Naarmate de sonde dunner en langer is, neemt de kans op verstopping echter toe. Een Ch 8 is qua comfort voor de patiënt prettig, maar het is bij deze diameter lastig om de maaginhoud op te zuigen. Dit bemoeilijkt onder andere de PH-meting na het plaatsen van de sonde. Daarnaast zijn met name de vezel- of energieverrijkte en de geconcentreerde sondevoedingen qua viscositeit te dik voor Ch 8. Wanneer er met deze dikte sonde over een pomp gevoed wordt, geeft deze vaak alarmen.

Een Ch 10 wordt bij voorkeur geplaatst wanneer de sondevoeding via een druppelsysteem wordt gegeven. Wanneer de sondevoeding in porties wordt gegeven, is het vaak nodig om een wat dikkere sonde te plaatsen; anders is er te veel kracht nodig om de sondevoeding door de sonde heen te spuiten.

Een Ch 12 wordt geadviseerd voor het continu hevelen van maaginhoud en het bepalen van maagretenties. Deze sonde heeft tevens bij voorkeur een extra beluchtingskanaal (sump), waardoor hij zich minder makkelijk aan de maagwand kan vastzuigen. Deze sondes met sump bestaan vanaf Ch 10 tot en met Ch 20.

Wanner een patiënt naast zijn sonde ook vast voedsel mag eten wordt een Ch 14 aanbevolen, maar er kunnen ook redenen zijn om te kiezen voor een nog grotere diameter. Het is niet bewezen dat bij een grotere diameter van de sonde de kans op aspiratie toeneemt (Landelijke multidisciplinaire richtlijn Neus-maagsonde 2011).

Bij voorkeur wordt gekozen voor sondes die onverenigbaar zijn met intravasale systemen om verwarring bij het aansluiten te voorkomen. Verder bestaan er sondes met een conische aansluiting en met een luerlock-aansluiting. Luerlock-aansluitingen zijn steviger en schieten minder snel los (Landelijke multidisciplinaire richtlijn Neus-maagsonde 2011).

3.4.1.2 Materialen

Polyvinylchloride (PVC)

De polyvinylchloride (PVC-)sonde is geschikt voor kortdurend gebruik bij het toedienen van voeding van neus naar maag. PVC is stug materiaal waardoor de sonde zonder voerdraad kan worden ingebracht. Om een PVC-sonde soepeler te maken bevat deze een weekmaker. Maagzuur tast echter binnen 7–10 dagen de weekmaker uit de PVC aan waarna de sonde stugger wordt en kan scheuren en/of afbreken. Daarnaast kan dit bij langdurig gebruik irritatie aan neus, beschadiging van het slokdarm- en maagslijmvlies veroorzaken en zelfs de maagwand perforeren. De sonde is daarom alleen geschikt voor zeer kortdurend gebruik en behoort dan ook na zeven dagen te worden vervangen.

Polyurethaan (PUR)

De PUR-sonde is geschikt voor langdurig gebruik. Maagzuur heeft nauwelijks invloed op het soepele en gladde materiaal. PUR-sondes zijn soepeler dan PVC-sondes, verliezen hun soepelheid niet en kunnen daardoor langer blijven zitten. Een PUR-sonde heeft de voorkeur boven een siliconensonde omdat deze sonde minder snel opkrult, minder plakt aan bijvoorbeeld uitzuigkatheters en er minder interactie van het materiaal is met (hulpstoffen in de) medicatie.

Een PUR-sonde heeft de voorkeur boven een PVC-sonde, omdat de kans op perforatie bij gebruik van een PUR minder groot is door het soepeler materiaal en omdat de weekmakers die in PVC-sondes zitten, geassocieerd worden met gezondheidsklachten. Sommige ziekenhuizen werken daarom PVC-vrij (Landelijke multidisciplinaire richtlijn Neus-maagsonde, herziene versie april 2011). Vanwege het soepele en gladde materiaal wordt de PUR-sonde met voerdraad geleverd en ingebracht. Deze voerdraad voorkomt tijdens het inbrengen knikken, omkrullen en afbuigen (Marsland 2010; O'Keefe 2009).

De PUR-sonde dient normaliter na zes weken te worden vervangen en van neusgat te wisselen om het risico op drucknecrose in de neus te voorkomen. Indien het andere neusgat niet toegankelijk is of als er een andere reden is om de sonde niet te vervangen, vervalt de noodzaak om de sonde na zes weken te verwisselen. Wel dient het neusgat waarin de sonde zich bevindt, in dat geval goed geïnspecteerd te worden. Een PUR-sonde moet verwijderd worden wanneer deze zichtbaar vies wordt of wanneer er problemen optreden, zoals lekkage of verstopping. Raadpleeg altijd de richtlijn van de eigen instelling en van de fabrikant om te bepalen binnen welke termijn vervanging van de sonde noodzakelijk is.

Siliconen

Siliconen is een zeer soepel, hypoallergeen en patiëntvriendelijk materiaal, maar is duurder dan PVC en PUR. De kans op verstopping is groter door de veelal kleinere diameter van de sonde. Omdat het materiaal soepel maar zwak is, wordt de wand van de sonde dikker gemaakt. Daardoor is de interne diameter kleiner dan die van een PUR-sonde met een gelijke externe diameter.

Sondes gemaakt van siliconen worden vooral gebruikt voor het voeden voorbij de maag en worden meestal endoscopisch of onder röntgendoorlichting ingebracht. Siliconensondes moet altijd met een voerdraad ingebracht worden omdat ze gemakkelijk knikken, omkrullen, afbuigen en kunnen blijven plakken aan bijvoorbeeld uitzuigkatheters. Ze verliezen hun soepelheid echter niet en kunnen daarom langer blijven zitten: materiaaltechnisch gezien ongeveer drie tot vier maanden, maar ze moeten verwijderd worden wanneer ze zichtbaar vies worden of bij problemen zoals lekkage of verstopping. Raadpleeg ook altijd de richtlijn van de eigen instelling en de fabrikant om te bepalen binnen welke termijn vervanging van de sonde noodzakelijk is.

Om de sonde op zijn plek te houden, wordt deze over het algemeen op de neus gefixeerd met een pleister. Het vervangen van de pleister hoeft alleen op indicatie: wanneer de pleister lijkt los te laten of vies is. De neus dient wel iedere dag geïnspecteerd te worden op het ontstaan van decubitusplekken. Bij een patiënt die onrustig is of de pleister niet goed verdraagt, kan ook voor een alternatief middel als de 'nasal bridle' gekozen worden.

Om goed te kunnen controleren of de sonde op zijn plek is blijven zitten, kan met een watervaste stift een lijntje worden gezet op de plek waar deze de neus verlaat.

3.4.2   Plaats van voeden

3.4.2.1   De maag

Is passage van voeding via de maag mogelijk, dan gaat de voorkeur uit naar voeden via de maag middels een neus-maagsonde. Dit komt het meest overeen met 'gewoon eten' en geeft meer bewegingsvrijheid dan continu voeden. Voeding kan in een relatief groot volume in de maag worden toegediend. De maximale hoeveelheid die wordt aangeraden per portie is 250–300 ml (soms tot 500 ml per keer mogelijk). Voor een volledige sondevoeding zijn zeker 4–6 porties nodig. Andere opties zijn om de patiënt continu voeding te geven of aanvullend over de dag of nacht. De keuze voor de soort toediening hangt af van de situatie van de patiënt.

Contra-indicaties voor voeden via de maag zijn verminderd bewustzijn, verminderde hoest- en/of slikreflex en maagretentie door passage- of motoriekstoornissen, bijvoorbeeld ten gevolge van diabetische neuropathie. De kans op aspireren is dan namelijk groter. Een sonde voorbij de pylorus maakt de kans op aspiratie echter niet kleiner. Bij patiënten die plat liggen (hoek van minder dan 30°), slecht kunnen ophoesten en/of een verminderd bewustzijn hebben, is het altijd mogelijk dat er maaginhoud in de longen terechtkomt. Dit kan, zeker bij een slechte conditie, lijden tot een aspiratiepneumonie.

Als er een bewezen maagontledigingsstoornis is, zal de tip van de sonde voorbij de maag gelegd moeten worden om misselijkheid en braken (met eventueel mogelijke aspiratie) te voorkomen. Beïnvloeding van de maagontlediging met prokinetica (geneesmiddelen die de maagmotoriek positief beïnvloeden, zoals metoclopramide en erytromycine) kunnen bij tijdelijke maagontledigingsstoornis goede dienst bewijzen.

Als er korter dan 4–6 weken gevoed wordt, kan dit over een neus-maagsonde gedaan worden. Wanneer de indicatie zodanig is dat het ernaar uitziet dat er langer gevoed zal moeten worden of wanneer een neus-maagsonde of neus-duodenumsonde gecontra-indiceerd is, gaat de voorkeur uit naar een percutane endoscopische gastrostomie ofwel PEG-sonde. Die kan onder lokale (en eventueel lichte) verdoving endoscopisch geplaatst worden. Via de PEG kan indien nodig een sonde naar het jejunum worden opgevoerd als er contra-indicaties zijn voor het voeden in de maag. Dit heet dan een percutane endoscopische jejunostomie ofwel PEG-J of PEJ-sonde (Gilbertson et al. 2011; Gomes et al. 2010; Löser 2005; Mathus-Vliegen et al. 2010; Westaby et al. 2010). Daarnaast worden er chirurgisch en radiologisch maagsondes geplaatst. De radiologisch geplaatste sondes worden Percutane Radiologische Gastrostomie (PRG) genoemd.

3.4.2.2   Het duodenum

Wanneer er een goede reden is om niet in de maag te voeden, kan de sonde post-pylorisch, in het duodenum geplaatst worden. De dunnedarmperistaltiek blijft bij plaatsing van een sonde in het duodenum onder de meeste omstandigheden behouden.

De neus-duodenumsonde moet onder röntgendoorlichting tot in het duodenum opgeschoven worden of wordt met behulp van een oesofagogastroduodenoscopie geplaatst. Spontane passage vanuit de maag mislukt meestal. Een aantal speciaal gefabriceerde voedingssondes zou spontane passage stimuleren (o.a. de Bengmark®-sonde). Ook zijn er sondes die – met behulp van een externe magneet door de pylorus – succesvol in het duodenum geplaatst kunnen worden (bijvoorbeeld de Cortrak®-sonde). Deze laatste techniek kan de belastende endoscopische techniek soms vervangen (Mathus-Vliegen et al. 2010), mits diegene die de sonde inbrengt dit regelmatig doet en getraind is (Arjaans et al. 2018).

De snelheid van toedienen voorbij de pylorus is beperkt. Uit ervaring blijkt dat 80–100 ml per uur geen probleem is; daarboven moet gekeken worden wat haalbaar is voor de patiënt. Het voeden in porties of per bolus geeft dumpingklachten, zoals een opgeblazen gevoel, diarree en misselijkheid.

3.4.2.3   Het jejunum

Een jejunostomiekatheter (naaldkatheter) of -fistel (PEJ) wordt meestal gebruikt om vroeg na een ingreep te starten met enteraal voeden in het proximale deel van de tractus digestivus en bij patiënten bij wie verwacht wordt dat voeden via de maag langer dan een week niet mogelijk is. Een jejunostomie of -fistel kan tijdens de operatie worden aangelegd. Wanneer er geen operatie plaatsvindt, maar een jejunostomie wel noodzakelijk is, kan deze ook worden aangelegd met behulp van laparoscopie. Net als in het duodenum is ook bij het voeden in het jejunum de snelheid van toedienen van voeding beperkt (par. 3.4.2.2). Een jejunostomie is ook onder röntgenbegeleiding in te brengen: de zogeheten PRJ (percutane radiologische jejunostomie), waarbij er door de buikwand heen direct een voedingskatheter wordt ingebracht in het jejunum.

Wanneer er geen of onvoldoende enterale wegen zijn om voeding toe te dienen, kan gekozen worden voor voeden via de parenterale weg (buiten het maag-darmkanaal om), maar pas nadat verschillende enterale voedingsalternatieven zijn overwogen. Enteraal voeden is immers veiliger, fysiologischer en goedkoper dan parenteraal voeden. Bovendien is gebleken dat enterale voeding belangrijk is voor het behoud van de integriteit en de immunologische functie van de darm, waardoor de kans op infectieuze complicaties vermindert (Moore en Moore 1991).

3.5 Toedieningsmethode

3.5.1 Continu voeden

Enterale voeding kan 24 uur per dag druppelsgewijs inlopen. Zo kan gedurende een etmaal een relatief groot volume worden toegediend. Men dient rekening te houden met momenten van afkoppeling bij wisseling van de voedingscontainer, onderzoek, verzorging (douchen), enzovoort. De tijd die de voedingsstops in beslag nemen, wordt van tevoren ingecalculeerd en de toedieningssnelheid via de pomp wordt daarop afgestemd. Voedingspompen kunnen 5–10 % afwijken van de opgegeven dosering. Dit heeft te maken met onder andere de viscositeit van de voeding (Tepaske et al. 2006).

3.5.2 Intermitterend voeden

Bij intermitterend voeden wordt er gedurende een deel van de dag een bepaalde hoeveelheid voeding druppelsgewijs toegediend en ontstaat er een voedingspauze. Deze vorm van toedienen gebeurt meestal in de avonduren of 's nachts, afhankelijk van het volume dat toegediend moet worden en van wat de patiënt kan verdragen. Een voedingspauze overdag geeft meer bewegingsvrijheid.

Het gebruik van enterale voeding gelijktijdig met orale voeding kan anorexie veroorzaken, wat niet wenselijk is. In dat geval heeft het de voorkeur om intermitterend te voeden, bijvoorbeeld over de nacht. Als er een contra-indicatie is om intermitterend te voeden over de nacht of als een dag-nachtritme gehandhaafd moet blijven, kan gekozen worden voor intermitterend voeden overdag (kans op aspiratie, slaapstoornissen). Bij patiënten met diabetes zal de insulinetoevoer afgestemd moeten worden op de tijden van voeden om een te hoge of te lage bloedglucosewaarde te voorkomen.

3.5.3 Per portie voeden

Bij voeden per portie of per bolus wordt er in 24 uur vier tot acht keer circa 250–300 (tot soms wel 500 ml) enterale voeding toegediend. Deze wijze van voeden komt het meeste overeen met 'gewoon eten'. Het geeft meer bewegingsvrijheid en wordt meestal in de thuissituatie of bij patiënten met een bewustzijnsverlaging of problemen met de slik- en/of hoestreflex toegepast. De voeding wordt met een spuit, trechter of pomp via de sonde of de PEG in de maag toegediend. Een sonde in het duodenum of jejunum is een contra-indicatie voor het geven van sondevoeding in porties. De regulerende reservoirfunctie van de maag ontbreekt, wat kan zorgen voor klachten die vergelijkbaar zijn met die van het dumpingsyndroom, zoals zweten, duizeligheid, misselijkheid, boeren, krampen, opzetten van de buik en diarree.

3.6 Voedingsschema's

Voor alle toepassingen geldt dat het doel (de afgesproken hoeveelheid en soort enterale voeding per dag) gehaald moet worden. Omdat (sonde)voeding een onderdeel is van de basiszorg, is het advies om zoveel mogelijk protocollair te voeden. Door intensieve samenwerking tussen arts, verpleegkundige en diëtist – bij voorkeur in een voedingsteam – is de kans op optimale voeding (lees: het halen van het doel) het grootst (Fulbrook et al. 2007; Heyland et al. 2010). Een aantal voorbeelden van protocollen wordt hierna toegelicht.

3.6.1 Maagsonde of duodenumsonde

Vanaf dag 1 kan de voorgeschreven hoeveelheid en soort voeding worden gegeven, tenzij de patiënt langer dan drie dagen geen voeding gebruikt heeft en er risico is op het refeedingsyndroom (par. 4.4.6).

Indien gekozen wordt een 'opklimschema' te gebruiken is de voorkeur op te klimmen in volume met de gekozen voeding. Een 'verdunde' enterale voeding is niet nodig: het volume is meer beperkend dan de concentratie van voedingsstoffen in het maag-darmkanaal. Opklimmen werd vroeger per dag gedaan. Het is echter goed mogelijk om het volume om de zes uur te verhogen. Wordt bijvoorbeeld gestart met 20 ml per uur, dan is het mogelijk om binnen 24 uur het gewenste volume te behalen door deze iedere 6 uur met 20 ml per uur te verhogen. Bij klachten als misselijkheid en braken is het goed een stap terug te doen in het schema en na zes uur weer te proberen uit te breiden.

3.6.1.1 Procedure continue toediening

Plaatsing van de sonde: controleren of de sonde goed zit en 30 ml (lauw) water doorspuiten. Bij patiënten met een slechte voedingstoestand eenmalig 100 mg thiamine (vitamine B_1) toedienen via orale of intramusculaire weg.

Na een uur: start met 20 ml/uur.

Zes uur later: retentie bepalen (zie ook par. 3.7.3). Indien minder dan 50 % (60 ml) van de ingelopen hoeveelheid niet meer is terug te vinden, dan de toedieningssnelheid verhogen naar 40 ml/uur. Sonde doorspuiten met 20 ml lauw water.

Na de volgende zes uur: retentie bepalen. Indien < 50 % (120 ml) van ingelopen hoeveelheid niet meer is terug te vinden, dan de toedieningssnelheid verhogen naar 60 ml/uur, tenzij het doelvolume is behaald. Sonde doorspuiten met 20 ml lauw water.

Controleer hoeveel ml daadwerkelijk inloopt met dit schema en bereken hoeveel voeding de patiënt per 24 uur toegediend krijgt.

Uitbreiden van de voeding na het bepalen van retentie met 20 ml elke zes uur, totdat het gewenste volume behaald is. Elke vier uur de sonde doorspuiten met 20 ml lauw water ter voorkoming van verstopping van de voedingssonde.Streven is een retentie < 150–200 ml.

Evalueren van het toedienen en, indien nodig, aanpassen van de soort voeding naar de gewenste concentratie van voeding (> 1,5–2 kcal/ml, aangepaste eiwitbehoefte).

Streven om maximaal 2.000 ml per 24 uur te geven:

– 2.000 ml is een goede hoeveelheid vocht voor zieke mensen zonder grote vochtverliezen;
– bij hogere vochtbehoefte en geen intraveneuze toegangsweg aanvullen met schoon water (thuis) of zoutoplossing (klinisch) bij bijvoorbeeld diarree, stoma;
– bij beperking in vochttoevoer overgaan naar voeding geconcentreerd in eiwit en/of energie;
– bij hogere behoefte aan eiwit (en energie) overgaan naar een meer geconcentreerde voeding (hoog eiwit en/of > 1,5–2 kcal/ml).

3.6.1.2 Procedure portietoediening

Start met een eerste portie van 100 ml voeding.

Na twee uur retentie bepalen: indien < 50 % (50 ml) van ingelopen hoeveelheid niet meer is terug te vinden, dan de volgende portie van 150 ml toedienen.

Na drie uur retentie bepalen: indien < 50 % (75 ml) van ingelopen hoeveelheid niet meer is terug te vinden, dan de toedieningssnelheid verhogen naar portie van 200 ml.

Na drie uur de procedure herhalen; portie van 250 ml proberen.

Bepaal het aantal porties en het volume dat per 24 uur toegediend moet worden. Meestal wordt gekozen voor 4–6 keer per dag 250–300 ml.

Om te voldoen aan de eisen wat betreft totaal vocht, eiwit en energie kan de voeding aangepast worden tot de gewenste hoeveelheid.

Indien het uitbreiden in volume problemen geeft, dan de voeding aanpassen qua concentratie (1,5–2 kcal/ml).

Bij klachten één stap terug doen en na zes uur weer uitbreiding proberen.

3.6.2 Percutane endoscopische gastrostomie (PEG)

Bij een endoscopisch geplaatste PEG wordt de eerste nacht een maaghevel geplaatst en bij nauwelijks productie is dit een controle op een juiste plaatsing. Daarna direct starten met de gewenste soort voeding. Dit kan in porties (bijv. 4–6 keer 250–300 ml of continu voeden).

Bij een röntgenologisch geplaatste PEG opklimmen volgens het volgende voorschrift.

Acht uur voor het plaatsen van de PEG: nuchter.

Vocht via een intraveneuze toegangsweg (perifeer infuus) met eventueel toegevoegde elektrolyten.

100 mg thiamine (vitamine B_1) intraveneus omdat de meeste patiënten in een slechte voedingstoestand zijn (toedienen van glucose vraagt om vitamine B_1).

Dag 0 (plaatsing PEG): geen vocht door de sonde. Na ingreep 12 tot 24 uur nuchter.

Dag 1: in 10 uur vijf porties van 100 ml voorgeschreven voeding (500 ml/24 uur). Elke twee uur een portie.

Retentie bepalen: als minder dan 50 % van het volume van de gegeven voeding is ingelopen, kan worden overgegaan naar de volgende stap.

Dag 2: vijf porties van 200 ml voeding (1.000 ml/24 uur). Elke drie uur een portie.

Retentie bepalen: als minder dan 50 % van het volume van de gegeven voeding is ingelopen, kan worden overgegaan naar de volgende stap.

Dag 3: zes porties van 300 ml voeding (1.800 ml/24 uur). Elke drie uur een portie.

Retentie bepalen, zoals hiervoor beschreven.

De porties met 50 ml per keer uitbreiden of de pompstand met 20 ml/uur totdat de gewenste hoeveelheid is bereikt.

Om te voldoen aan de eisen wat betreft totaal vocht, eiwit en energie kan de voeding aangepast worden tot de gewenste hoeveelheid.

Indien het uitbreiden in volume problemen geeft, dan de voeding aanpassen qua concentratie (1,5–2 kcal/ml).

Indien de voeding intermitterend via een sondevoedingspomp wordt gegeven, maar niet 24 uur, dan de pompsnelheid berekenen aan de hand van het vastgestelde volume.

Bij klachten één stap terug doen en na zes uur weer uitbreiding proberen.

3.6.3 Afbouwen van de sondevoeding

Wanneer het plan is om de sondevoeding af te bouwen en de orale intake op te bouwen, dan moet de patiënt veilig kunnen kauwen en slikken. Als dat het geval is kan orale intake uitgebreid worden en de sondevoeding afgebouwd. Deze kan bijvoorbeeld naar intermitterend over de nacht gezet worden of het volume kan verlaagd worden. Dit gebeurt op geleide van de hoeveel voeding en vocht die de patiënt oraal kan innemen. Wees altijd alert op het risico op aspiratie. Het afbouwen van sondevoeding kan enkele dagen tot weken in beslag nemen.

3.7 Complicaties toedienen enterale voeding

Complicaties van de sonde zijn onder te verdelen in:

- mechanische complicaties: verstopping, het uitvallen/luxatie van de sonde, irritatie door de sonde, lekkage, granulatie en/of infectie rondom de uitgang;
- gastro-intestinale complicaties: obstipatie en diarree;
- metabole complicaties: hydratie en gewicht;
- patiëntgerelateerde problemen: het kiezen van de soort sondevoeding, afbouwen van de sondevoeding en compliance.

3.7.1 Verstoppen van de sonde

Een van de complicaties die de voedingstoevoer ernstig vertraagt, is het verstoppen van de sonde. De verstopping wordt in de meeste gevallen veroorzaakt door eiwitmoleculen uit de voeding, die reageren met stoffen uit geneesmiddelen en/of maagzuur. Verstopping komt vaker voor bij het gebruik van een hypercalorische voeding. De beste methode om verstopping te voorkomen is de sonde elke vier tot zes uur door te spoelen met 20–30 ml lauw (kraan)water. De frequentie is afhankelijk van de dikte en de lengte van de sonde. Bij een vochtbeperking moet worden overlegd met een arts. Daarnaast moet medicatie die door de sonde gegeven wordt, eerst volledig opgelost worden in water voordat deze door de sonde gegeven wordt. Voor en na het toedienen van voeding en medicatie altijd de sonde met 50–60 ml warm water doorspoelen!

De verstopping in de voedingssonde kan opgelost worden door de sonde door te spoelen met een 5 ml injectiespuit gevuld met lauw (kraan)water. Het gebruik van een injectiespuit kleiner dan 5 ml is gevaarlijk vanwege de kans dat de sonde 'opgeblazen' wordt. De reden daarvan is dat een kleinere injectiespuit met een veel hogere druk de vloeistof naar binnen spuit. Als het doorspoelen van de sonde niet lukt, moet een nieuwe sonde geplaatst worden. Een verstopte sonde mag nooit worden doorgeprikt met een voerdraad; de verstopping wordt hierdoor alleen maar 'aangestampt' en er is kans op perforatie. Het gebruik van koolzuurhoudende dranken om een verstopping op te heffen wordt afgeraden aangezien het zuur in deze dranken zorgt voor uitvlokking van de sondevoeding waardoor juist een verstopping kan ontstaan (Landelijke multidisciplinaire richtlijn Neus-maagsonde 2017).

3.7.2 Irritatie door de sonde

Geïrriteerd slijmvlies van de orofarynx (neus-keelholte) kan ontstaan door:

- onderliggend lijden: mucositis of candidiasis; het materiaal van de sonde;
- de dikte van de sonde.

De voedingssonde kan mogelijk behouden blijven door het behandelen van het onderliggende lijden (mucositis) of door een soepeler en/of dunnere sonde in te brengen en de fixatie aan de neus te verzorgen met speciaal daarvoor bestemde materialen.

3.7.3 Maagontledigingsproblemen

Een goede maagontlediging is van belang voor het veilig toedienen en ophogen van enterale voeding (Mathus-Vliegen 2003).

Bij maagretentie is er sprake van maagontledigingsproblemen en de volgende aspecten spelen daarbij een rol:

- het ontledigingsvermogen van de maag;
- de motiliteit (beweeglijkheid/peristaltiek) van de dunne darm: de daarbij toegediende hoeveelheid enterale voeding;
- de gebruikte medicatie die de peristaltiek vertraagt (bijv. opiaten, morfinepreparaten);
- de mate van ziek zijn (ernstig ziek), narcose, neurogene oorzaken, obstructies (stenosen en tumoren), ernstige obstipatie, aanleggen van een gastro-enterostomie, ileus(klachten).

Wanneer de retentie meer dan 50 % van de toegediende hoeveelheid enterale voeding is, moet het voeden worden gestaakt en moet een alternatief (prokinetica, sonde voorbij de pylorus plaatsen) gezocht worden. Bij het bepalen van de retentie wordt de maaginhoud met een spuit opgetrokken. Retentie bepalen bij portievoeden wordt gedaan vlak voor het geven van de volgende portie; bij continu voeden wordt dit per tijdseenheid (4–6 uur) afgesproken.

De procedure bij retentie is als volgt (DeLegge 2011):

Is de retentie minder dan 50 % (max. 150 ml) van de eerder gegeven voeding en de patiënt heeft geen klinische verschijnselen van misselijkheid, braken en/of ernstige buikpijn:

– de maaginhoud teruggeven;
– enterale voeding continueren.

Is de retentie 50 % of meer (150 ml of meer) van de eerder gegeven enterale voeding en de patiënt heeft geen klinische verschijnselen van misselijkheid, braken en/of ernstige buikpijn:

– maaginhoud teruggeven; enterale voeding stoppen;
– na twee uur opnieuw retentie bepalen.

Is de retentie minder dan 50 % (max. 150 ml) van de eerder gegeven enterale voeding:

– maaginhoud teruggeven;
– enterale voeding continueren.

Is de retentie 50 % of meer (150 ml of meer) van de eerder gegeven enterale voeding:

– maaginhoud teruggeven;
– enterale voeding stoppen.

Overleggen met arts en/of diëtist om:

– het schema aan te passen, bijvoorbeeld overstappen op continue toediening;
– het volume van de voeding te verminderen (let dan wel op de hoeveelheid vocht en of je de afgesproken hoeveelheid enterale voeding nog behaalt; concentreer de sondevoeding zo nodig en pas het infuusschema aan om voldoende vocht toe te dienen);
– eventueel te starten met prokinetica;
– indien mogelijk motiliteitsremmende medicatie (bijv. opiaten, morfinepreparaten) aan te passen;
– gebruikte medicatie (bijv. opiaten, morfinepreparaten) aan te passen;
– bij obstipatie te gaan laxeren;
– zo nodig anti-emetica toe te dienen;
– de patiënt te mobiliseren door wissel-/zijligging toe te passen en/of zittende houding op 30–45 graden met elkaar af te wisselen;
– klinisch onderzoek uit te voeren: lichamelijk onderzoek van de buik met eventueel een buikoverzichtsfoto.

3.7.4 Diarree

Bij volwassenen spreken we van diarree bij meer dan 200 g feces per 24 uur (normaal 100–200 g met 65–80 % vocht) en/of een frequentie van meer dan drie keer per dag of vaker dan gebruikelijk. Het toedienen van (volledige) sondevoeding verandert de consistentie van de feces. Mogelijk heeft de patiënt geen diarree, maar een kleiner volume en minder frequent feces die een dunne consistentie heeft. Het toegediende product (enterale voeding) wordt meestal als de veroorzaker aangewezen, maar veelal is er een andere oorzaak.

In alle studies over diarree en enterale voeding wordt infectie als eerste veroorzaker genoemd (*Clostridium difficile* in 20 % van de gevallen) en in de tweede plaats de invloed van geneesmiddelen op de darm (antibiotica, laxantia, H_2-blokkers, sedativa en oraal toegediende elektrolyten). Is de patiënt intolerant voor de voeding, dan zijn braken en een opgezette buik bijkomende klachten. In het laatste geval is de oorzaak gelegen in de (toediening van de) voeding (tab. 3.1). Soms is te snelle toediening of het toedienen van een te koude voeding de oorzaak.

De locatie van het ontstaan van de diarree is maatgevend voor de therapie. Indien de diarree gelokaliseerd is in het colon, is de oorzaak veelal het gebruik van antibiotica. Is dit de dunne darm, dan is de oorzaak een infectie. Dit kan ook berusten op bacteriële overgroei. Door alternerend gebruik van antibiotica kan dit probleem worden aangepakt (Jack et al. 2010; Whelan en Schneider 2011).

Als de patiënt geen *Clostridium difficile* heeft of wanneer hij antibiotica gebruikt, dan kan een voeding met FOS een positief effect hebben op de diarree. In sommige gevallen is het toedienen van pancreasenzymen via de sonde een oplossing voor diarree.

3.7.4.1 Diarree bestaand vóór het starten van enterale voeding

Bij het starten van enterale voeding bij een patiënt met bestaande diarreeklachten zal een goede afweging moeten worden gemaakt voor de soort enterale voeding, de toedieningsplaats en de frequentie. Goede registratie van het volume en de frequentie van de ontlasting na het starten van de enterale voeding is een basis voor de evaluatie van deze therapie.

Evaluatiepunten bij bestaande diarree en starten enterale voeding

– Volume, frequentie en pH van de ontlasting.
– Aanwezigheid van infectie in de darm (feceskweek).
– Aanwezigheid van sepsis (koorts, bloedkweek).
– Het gebruik van geneesmiddelen en oraal toegediende elektrolyten.
– Het gebruik van parenterale voeding, hoeveelheid.
– Het onderliggende ziektebeeld (bijv. short bowel syndrome of ernstige malabsorptie).
– Is het overloopdiarree? Dit kan aangetoond worden door een rectaal toucher.
– Is het obstructiediarree? Dit komt vaak voor bij postoperatieve patiënten en bij de ziekte van Crohn. De diagnostiek vindt plaats met behulp van echoscopie van de buik.

Tabel 3.1 Diarree: oorzaak en behandeling

voedingsoorzaak	therapie	toelichting
volume	Bepaal de juiste hoeveelheid voeding die de patiënt nodig heeft.	Een groot volume in korte tijd gegeven kan de motiliteit van de darm beïnvloeden tot snellere passage.
volume bij voeden per portie	Verkleinen van de portie en deze frequenter geven (totaal volume niet veranderen).	Voeden per portie is het meest fysiologisch, maar ook tijdrovend. Uit onderzoek blijkt wel dat de inneming aan voeding per portie t.o.v. het voorschrift beter is dan bij continu voeden.
toedieningswijze bolus versus continu	Verandering van bolus naar continue druppeltoediening of andersom.	Een grote voedingsbolus versnelt de motiliteit van de darm.
toedieningsplaats	Prepylorische voeding kan postpylorisch gegeven worden of vice versa.	De hypothese is dat prepylorische continue toediening de frequentie van het migrerend motorisch complex (MMC) doet toenemen. Voeding wordt hierbij versneld meegenomen en veroorzaakt verhoogde secretie van vocht en elektrolyten in het colon. Het MMC stopt bij postpylorische continue toediening. Bolustoediening postpylorisch kan als reactie een verminderde resorptie van vocht en elektrolyten in de darm geven. In dat geval is prepylorische toediening een betere optie.
samenstelling van de voeding (1): lactose	Lactose beperken. De meeste enterale voedingen zijn lactosearm (< 0,5 mg/100 ml); alleen in geval van bewezen lactasedeficiëntie is aanpassing van de voeding te adviseren.	Is de pH van de feces < 6, dan is dit een goede maatstaf voor lactasedeficiëntie. De H_2-ademtest is een te gevoelige maatstaf voor lactose-intolerantie. Daarom wordt deze diagnostiek niet toegepast.
samenstelling van de voeding (2): natrium	Het natriumgehalte van de voeding verhogen tot ± 6 gram NaCl per liter enterale voeding (90 mmol Na/l), indien de oorzaak van de diarree hoog in de darm gelokaliseerd is (infectie).	Het natriumgehalte van de dunnedarminhoud is ongeveer 150 mmol Na/l. Enterale voeding bevat ± 40 mmol Na/l. Verhogen van het natriumgehalte kan de resorptie van vocht stimuleren. Evaluatie van de juistheid van de toegevoegde hoeveelheid natrium kan door het natriumgehalte in de urine te bepalen. Is dit < 20 mmol/l, dan moet de hoeveelheid natrium verhoogd worden.

Tabel 3.1 Diarree: oorzaak en behandeling (vervolg)

voedingsoorzaak	therapie	toelichting
samenstelling van de voeding (3): vezels	Gebruik van voedingsvezels.	Ligt de oorzaak van diarree in de dunne darm (infectie), dan een mengsel van oplosbare en niet-oplosbare vezels. Ligt de oorzaak in het colon (antibiotica), dan wordt een fermenteerbare vezel geadviseerd als therapie. Indien er geen kant-en-klare voeding is met de gewenste vezel, dan kan deze ook apart aan de voeding worden toegevoegd.
samenstelling van de voeding (4): macronutriënten	Bij malabsorptie voeding met MCT-vet, (oligo)peptiden en/of verlaagd vetgehalte.	Bij ernstige malabsorptie eerst drie dagen normale enterale voeding proberen. Bij ontstaan van diarree, dan oligomere voeding starten. De hoge osmolariteit van de oligomere voeding heeft geen invloed op de resorptie in de darm. Door de grote toevoer van vocht is de darminhoud overal iso-osmotisch.
samenstelling van de voeding (5): probiotica	Er is geen bewijs dat het gebruik van probiotica bij enterale voeding diarree kan voorkomen.	Zie Jack et al. 2010; Ferrie en Daley 2011.
obstructie diarree	Voeden voorbij de obstructie.	Objectiveren aan de hand van klachten: krampen in de buik, pijn na toedienen voeding, braken (fecaal!). Vooral na grote buikoperaties, sclerodermie en bij de ziekte van Crohn.

3.7.4.2 Diarree ontstaat ná het starten van enterale voeding

Ontstaat er diarree na het starten van de enterale voeding of verergert de al aanwezige diarree, dan kunnen de stappen worden doorlopen zoals die staan aangegeven in tab. 3.2. Hierbij geldt dat elke stap geëvalueerd moet worden op effect en dat bij een positief effect de overige stappen niet meer genomen moeten worden.

3.7.5 Aspiratie

Aspiratie van maag- en/of darminhoud in de longen is de gevaarlijkste complicatie van enterale voeding. Aspiraat in de longen kan leiden tot pneumonie (Metheny et al. 2010). De incidentie van aspiratie is afhankelijk van de onderzochte patiëntengroep. Aspiratie komt vooral voor bij patiënten die niet goed kunnen ophoesten

Tabel 3.2 Stappenplan diarree bij enterale voeding

oorzaak	voedingsbeleid
niet-voedingsgerelateerde diarree	
1. intercurrentie-infectie en sepsis	Natriumgehalte verhogen tot 6 g NaCl/l enterale voeding (= 90 mmol/l), streven naar 90–140 mmol/l.
2. antibiotica	Fermenteerbare vezel toevoegen. Dit kan in de vorm van een enterale voeding met FOS, Optifiber® of een vergelijkbaar product (toevoegen aan de enterale voeding of geven in oplossing naast de enterale voeding 2–4 keer per dag). Na het stoppen van antibiotica probiotica overwegen.
3. short bowel syndrome	Natriumgehalte in de voeding > 90 mmol/l. Op basis van evaluatie van de malabsorptie oligomere voeding overwegen.
voedingsgerelateerde diarree	
stap 1: toedieningswijze	Bolusvolume verlagen (frequentie verhogen). Indien bolusvoeding overgaan naar continu voeden en vice versa. Toedieningssnelheid verlagen bij continu voeden. Te koude voeding: voeding op kamertemperatuur toedienen.
stap 2: toedieningsplaats	Indien postpylorisch gevoed wordt, dan prepylorisch voeden en vice versa.
stap 3: samenstelling	Evaluatie van lactose, vetgehalte en voedingsvezels. Eventueel oligomere voeding proberen bij malabsorptie.

en die een slechte maagontlediging hebben, zoals neurologische en gesedeerde patiënten en patiënten met een tracheotomie. Ook kan een neus-maagsonde in een verkeerde positie zijn ingebracht, waardoor één of beide openingen van de sonde gelegen zijn in de luchtwegen of slokdarm (Bourgault en Halm 2009).

Preventie van aspiratie geschiedt door de maagmotoriek te beïnvloeden met medicatie, door postpylorisch te voeden en/of door het bed van de patiënt in een hoek van meer dan 30° te zetten. Tevens is het belangrijk bij een neus-maagsonde elke vier tot zes uur de retentie te meten (par. 3.7.3).

Bij het vermoeden op aspiratie dienen de volgende stappen genomen te worden:

– voeding staken;
– thoraxfoto maken;
– bloedgasanalyse;
– bij bewezen aspiratie: bronchoscopie met bronchiaal toilet;
– antibiotica.

3.7.6 Luxatie van de voedingssonde

Als een voedingssonde niet correct wordt geplaatst, kunnen er ernstige complicaties optreden, zoals benauwdheid, perforaties, aspiratie van enterale voeding in de longen en beschadigingen van de neus- en keelholte. De gouden standaard om de ligging van een neus-maagsonde vast te stellen is controle door middel van een röntgenfoto. Deze methode is echter duur en geeft stralingsbelasting.

Geadviseerd wordt om de ligging van de neus-maagsonde te controleren door het meten van de pH van de maaginhoud met een pH-strip (Landelijke multidisciplinaire richtlijn Neus-maagsonde 2017). In de volgende gevallen kan de pH-meting echter onbetrouwbaar zijn doordat de interventie een hogere, minder zure PH-waarde veroorzaakt, en dan wordt geadviseerd om een röntgenfoto te maken:

- gebruik van bepaalde medicatie:
  - protonpompremmers, bijvoorbeeld pantoprazol (Pantozol®), omeprazol (Losec®), esomeprazol (Nexium®);
  - H_2-antagonisten, bijvoorbeeld Cimetidine (Tagamet®), ranitidine (Zantac®), famotidine (Pepcidin®);
  - antacida, bijvoorbeeld magnesiumhydroxide (Maalox®, Regla-pH®, Antagel®);
- continue toediening enterale voeding: het meten van de pH-waarde in de maag is mogelijk onbetrouwbaar als er continu voeding via de maag wordt toegediend; de voeding beïnvloedt de pH-waarde van de maag;
- het afwezig zijn van de maag.

3.7.7 Lekkage

Lekkages kunnen zich voordoen bij de PEG-, PRJ- en PEG-J-sondes. Enige lekkage bij de insteekopening is onvermijdelijk wanneer de patiënt langdurig via deze sonde gevoed wordt. Het is meer waarschijnlijk dat de insteekopening lekt bij schimmelinfecties en hypergranulatie rondom de insteekopening. Wanneer tijdens het plaatsen van de sonde het ballonnetje goed opgeblazen is of het schijfje goed geplaatst is, is de lekkage minder aanwezig.

Lekkage verminderen kan door het gebruik van een protonpompinhibitor of het aanstippen van granulatieweefsel met zilvernitraat. Dit laatste kan pijnlijk zijn voor de patiënt waardoor verdoving nodig kan zijn (Johnson et al. 2019).

3.7.8 Hydratietoestand

Uitdroging en hyperhydratie kunnen voorkomen tijdens het gebruik van sondevoeding. Uitdroging kan optreden wanneer er naast het gebruik van sondevoeding grote verliezen zijn via de ontlasting, urine, fistels, maaghevelproductie of braken en daarvoor niet gecompenseerd wordt door extra vocht toe te dienen oraal, via de sonde of via het infuus. Let ook op de totale vochtinname bij het gebruik van geconcentreerde sondevoedingen om uitdroging te voorkomen. Patiënten kunnen last krijgen van een droge mond, een droge huid, obstipatie, een lage bloeddruk en een te hoge hartslag wanneer zij uitgedroogd zijn.

Er is een grotere kans op hyperhydratie wanneer in een te hoog tempo vocht toegediend wordt of er nier-, hart- en/of leverstoornissen bestaan. Hyperhydratie kan oedeem, snelle gewichtstoename, een verstoring in bloedwaarden van elektrolyten, ureum en creatinine veroorzaken. Dit kan gecorrigeerd worden door een (tijdelijke) vochtbeperking in te stellen of diuretica te starten.

Een regel die aangehouden kan worden om de intraveneuze vochtaanbeveling te berekenen is 1 ml/kcal.

Zowel in het geval van uitdroging als hyperhydratie is het aan te bevelen om een gedetailleerde vochtbalans bij te houden om de vochtbehoefte goed te kunnen inschatten (Johnson et al. 2019).

3.7.9 Veranderingen in lichaamsgewicht

Het monitoren van het gewicht is belangrijk tijdens het geven van enterale voeding. Bedenk daarbij dat in klinische setting het gewicht van de patiënt vertekend kan zijn door vochttoediening of oedeem.

Overgewicht of obesitas brengt risico's met zich mee op metabole complicaties. Wanneer het nodig is om af te vallen moet er een veilig plan opgesteld worden om gewichtsverlies te bereiken zonder dat de patiënt ondervoed raakt en dat zo nodig aangepast wordt tijdens de behandeling. Een gewichtsverlies van 10 % in een half jaar of maximaal 0,5 kg per maand is acceptabel (Johnson et al. 2019).

3.7.10 Non-compliance

Wanneer een patiënt niet compliant is met betrekking tot het gebruik van de sondevoeding, is het belangrijk om te bespreken wat daarvan de reden kan zijn en welke oplossing het beste gekozen kan worden. Mogelijke oplossingen zijn een aangepast voedingsschema, een andere soort sondevoeding gebruiken, ondersteuning bij het aan- en afkoppelen of het aanleren van het aan- en afkoppelen van de sondevoeding (Johnson et al. 2019).

3.8 Enterale voeding en geneesmiddelen

Patiënten die voeding krijgen via een sonde, kunnen via deze weg ook medicijnen toegediend krijgen. Sondes hebben echter een kleine diameter en kunnen eenvoudig verstopt raken. Ook kunnen er interacties zijn tussen enterale voeding en geneesmiddelen. Indien de orale weg voor voeding minder geschikt is, maar voor geneesmiddelen nog wel te gebruiken is, heeft de orale weg de voorkeur voor het innemen van een geneesmiddel dat normaal ook oraal gebruikt wordt.

Oraal in te nemen geneesmiddelen kunnen voorzien zijn van een laagje dat tegen maagzuur bestand is ('enteric coated') of ze kunnen het geneesmiddel vertraagd afgeven ('slow release' of 'retard'). Deze vormen zijn vast en kunnen niet vermalen of opgelost worden en zijn daardoor ongeschikt voor toediening via de sonde. Het is aan te raden om van tevoren de kennisbank 'Oralia VTGM' te raadplegen. Deze bevat informatie over het 'voor toediening gereedmaken' van geneesmiddelen voor patiënten met slikproblemen of een voedingssonde.

Indien de patiënt echt niet kan slikken en het ongewenst of onmogelijk is het geneesmiddel door de sonde toe te dienen, moet worden gezocht naar een alternatieve toedieningsvorm. Daaronder worden alle toedieningswijzen verstaan die niet oraal of door de sonde plaatsvinden: lokaal (inhalatiemiddel), rectaal (zetpil, klysma), intramusculair, subcutaan, intraveneus en via de huid (zalf of crème).

3.8.1 Plaats van toedienen van geneesmiddelen

Indien geneesmiddelen via de sonde worden gegeven, is de plaats waar de sonde uitmondt van belang. De omzetting van geneesmiddelen begint in de maag. Door het slijmvlies van de maagwand worden slechts weinig geneesmiddelen opgenomen. De resorptie van de meeste geneesmiddelen vindt plaats in het jejunum. Bepaalde geneesmiddelen hebben de eigenschap op te lossen in het zure milieu van de maag. Indien deze geneesmiddelen via de sonde in het duodenum of jejunum worden gebracht, kunnen ze daar niet direct geresorbeerd worden. Hetzelfde geldt voor een geneesmiddel dat optimaal wordt geresorbeerd in het duodenum, maar via een sonde in het jejunum wordt gebracht.

Verder kan het materiaal van de sonde een beperkende factor zijn. PVC heeft de eigenschap vetoplosbare stoffen te absorberen. Deze absorptie kan worden voorkomen door na de medicatiegift te spoelen met water. Bij PUR- en siliconenvoedingssondes wordt geen absorptie van stoffen gezien.

3.8.2 Geneesmiddelen en fysische en chemische stabiliteit enterale voedingen

Geneesmiddelen kunnen de fysische stabiliteit van enterale voeding aantasten. Vooral stropen, sterk zure geneesmiddelen en vloeistoffen, gebufferd tot een hoge of lage pH, kunnen leiden tot klontvorming en veranderingen in de viscositeit en deeltjesgrootte van de voeding, waardoor de sonde verstopt kan raken. Ook de chemische stabiliteit van bepaalde voedingsbestanddelen (voornamelijk eiwit en mineralen) kan negatief door geneesmiddelen worden beïnvloed. In dun vloeibare voedingen kunnen de aanwezige of bij het mengen gevormde vaste stoffen uitzakken. De stabiliteit van het geneesmiddel kan worden aangetast door adsorptie aan bestanddelen van de voeding of door ontleding en/of neerslagvorming. Welke fractie van het geneesmiddel dan beschikbaar is voor resorptie, is onbekend.

3.8.3 Toedieningsmethode geneesmiddelen via de voedingssonde

Om geneesmiddelen door de sonde te kunnen toedienen, moeten ze verwerkt worden, bijvoorbeeld verpulverd in een mortier of opgelost in water. Daarna kunnen ze door de sonde gespoten worden. De praktische uitwerking van deze methode kent de volgende bezwaren.

– Het is onduidelijk hoeveel de patiënt van het geneesmiddel toegediend krijgt, omdat er in de mortier en spuit een deel achterblijft.
– Het fijnmaken van een aantal geneesmiddelen tegelijkertijd en ze daarna oplossen kan leiden tot ongewenste reacties tussen de geneesmiddelen.
– Tabletten en capsules met vertraagde afgifte kunnen hun specifieke werking verliezen indien ze gemalen worden. De totale hoeveelheid geneesmiddel komt ineens beschikbaar voor resorptie. Dit kan leiden tot toxische hoeveelheden in het bloed en een te korte werkingsduur.
– De maagsapresistente coating kan door het fijnmaken van het geneesmiddel in de mortier verdwijnen. Hierdoor kan de werking van het geneesmiddel verminderen. Dit geldt uitsluitend voor geneesmiddelen die in de maag worden toegediend. Indien het middel via een sonde voorbij de pylorus wordt toegediend, is het beoogde effect veelal wel aanwezig.

Voor een aantal geneesmiddelen geldt het advies om ze in te nemen op de nuchtere maag, zoals captopril, cisapride, digoxine, doxycycline, erytromycine, feneticilline, fenobarbital, fenoxymethylpenicilline, fenytoïne, flucloxacilline, isoniazide/rifampicine, levodopa/benserazide, levodopa/carbidopa, levothyroxine, penicillamine en tetracycline. Bij onduidelijkheid hierover kan de kennisbank Oralia VTGM of het handboek 'Enteralia' van de eigen apotheek/instelling vaak ondersteuning bieden.

Bij een continu aanbod van enterale voeding kan de dosering van een dergelijk geneesmiddel te laag zijn door een verminderde absorptie. Toediening van deze geneesmiddelen zal moeten gebeuren in een pauze van de toediening van enterale voeding. De maag is na de laatste voeding meestal leeg na twee uur: voor absorptie van het geneesmiddel via de maag moet dan nog een uur gewacht worden. Toediening op een nuchtere maag betekent dus dat er drie uur geen enterale voeding toegediend kan worden. Hierdoor wordt de mogelijkheid om een bepaalde hoeveelheid voeding te geven sterk beperkt. Er moet dan gekeken worden naar alternatieven voor de toediening of samenstelling van de enterale voeding, bijvoorbeeld intermitterend in plaats van continu voeden, en met een geconcentreerde enterale voeding, zodat de behoefte aan energie, eiwit en micronutriënten toch gedekt wordt. In de 'nuchtere' periode kan eventueel wel vocht worden toegediend (water of via het infuus NaCl 0,9 %).

3.9 Enterale voeding thuis

Enterale voeding kan ook thuis worden toegediend. De voeding en de benodigde hulpmiddelen worden onder hierna beschreven voorwaarden volledig vergoed door de zorgverzekeraar. Vergoeding van dieetpreparaten is alleen mogelijk als er een indicatie is en daarnaast vaststaat dat de verzekerde onvoldoende resultaat behaalt met aangepaste normale voeding en dieetproducten. Voldoet een verzekerde aan deze voorwaarden, dan vergoedt de zorgverzekeraar de kosten, zoals die in de zorgpolis staan vermeld.

Enterale voeding starten in de thuissituatie is een multidisciplinair transmuraal proces. Een vast protocol waarbij de taken van de diverse hulpverleners beschreven staan, is hierbij van belang. Partners hierbij kunnen zijn:

– de afdelingsverpleegkundige;
– de afdelingsarts;
– de afdelingsdiëtist;
– de poliklinische arts;
– de poliklinische diëtist;
– de huisarts;
– de eerstelijnsdiëtist;
– de gespecialiseerde thuiszorgverpleegkundige;
– het facilitair bedrijf.

Diëtisten zijn een belangrijke schakel in de transitie van ziekenhuis naar huis bij patiënten die afhankelijk zijn van enterale voeding. Een aantal stappen is van belang voordat de patiënt daadwerkelijk naar huis kan gaan. Tegenwoordig starten patiënten ook poliklinisch of in de eerste lijn met enterale voeding. De expertise van de diëtist in het multidisciplinaire team moet ervoor zorgen dat deze wijze van voeden zonder problemen gaat.

De taak van de diëtist hierbij is het organiseren van de volgende activiteiten:

– informeren van patiënt en naasten dat enterale voeding in de thuissituatie gestart moet worden;
– instructie van patiënt en/of mantelzorger over soort voeding, inlooptijden, wat te doen bij complicaties (bijvoorbeeld verstopte sonde, dislocatie sonde, diarree, braken), frequentie van wisselen van sonde. Deze informatie moet schriftelijk worden meegegeven. Hiervoor zijn diverse brochures, onder meer bij de Maag-Darm-Leverstichting en de facilitaire bedrijven;
– bestellen van de voeding, pomp en hulpmiddelen via huisapotheek en/of facilitair bedrijf;

- thuiszorg inschakelen (eventueel via transferverpleegkundige) als achterwacht of directe zorg;
- evaluatie afspreken via polikliniek/praktijk, telefonisch contact of huisbezoek;
- evaluatie-effect afspreken met behandelend (huis)arts (labwaarden);
- overdracht aan collega in de thuiszorg indien nodig.

Voor de transmurale overdracht van de voedingsbehandeling (ziekenhuis, eerstelijnszorg, verpleeg- of verzorgingshuis of revalidatiecentrum) is een transmuraal overdrachtsformulier ondervoeding voor overdracht tussen diëtisten ontwikkeld (zie https://tinyurl.com/overdrachtsformulier).

3.10 Aanbevelingen voor de diëtist

Enterale voeding is een invasieve manier van voeden van patiënten. Als het niet lukt om met orale voeding de patiënt goed te voeden, is het een goed alternatief om de juiste hoeveelheid nutriënten toe te dienen. De diëtist speelt een belangrijke rol in de toepassing van enterale voeding dankzij haar unieke kennis over behoefte aan voedingsstoffen aan de ene kant en de vertaling van de behoefte aan deze nutriënten naar een passende enterale voeding aan de andere kant. Dit kan tot uiting komen in een leidende rol in het bepalen van het assortiment van de enterale voedingen die in de instelling of thuissituatie gebruikt worden, maar ook in het schrijven van protocollen gericht op enterale voeding bij ziekte. Hierdoor kunnen complicaties bij het gebruik van enterale voedingen worden voorkomen en is de diëtist een onmisbare schakel in het behandelteam. Deze rol van de diëtist kan niet door een verpleegkundige of arts worden overgenomen.

Literatuur

Arends J, et al. ESPEN guidelines on nutrition in cancer patients. Clin Nutr. 2017;36:11–48.

Arjaans W, Ouwehand M, Bouma G, Van der Meulen T, De van der Schueren MAE. Cortrak® duodenal tube placements: a solution for more patients? A preliminary survey to the introduction of electromagnetic-guided placement of naso-duodenal feeding tubes. Clin Nutr ESPEN. 2018. https://doi.org/10.1016/j.clnesp.2018.11.006.

Bourgault AM, Halm MA. Feeding tube placement in adults: safe verification method for blindly inserted tubes. Am J Crit Care. 2009;18(1):73–6. https://doi.org/10.4037/ajcc2009911.

DeLegge MH. Managing gastric residual volumes in the critically ill patient: an update. Curr Opin Clin Nutr Metab Care. 2011;14(2):193–6.

Elia M, Engfer MB, Green CJ, Silk DB. Systematic review and meta-analysis: the clinical and physiological effects of fibre-containing enteral formulae. Aliment Pharmacol Ther. 2008;27(2):120–45.

Fernández-Bañares F, Monzón H, Forné M. A short review of malabsorption and anemia. World J Gastroenterol. 2009;15(37):4644–52.

Ferrie S, Daley M. Lactobacillus GG as treatment for diarrhea during enteral feeding in critical illness: randomized controlled trial. JPEN. 2011;35(1):43–9.

Fulbrook P, Bongers A, Albarran JW. An European survey of enteral nutrition practices and procedures in adult intensive care units. J Clin Nurs. 2007;16(11):2132–41.

Gezondheidsraad. Voedingsnormen voor vitamines en mineralen voor volwassenen. Publicatienr. 2018/19. Den Haag: Gezondheidsraad; 2018.

Gilbertson HR, Rogers EJ, Ukoumunne OC. Determination of a practical pH Cutoff level for reliable confirmation of nasogastric tube placement. J Parenter Enteral Nutr. 2011;35:540–4.

Gomes CA Jr, Lustosa SA, Matos D, Andriolo RB, Waisberg DR, Waisberg J. Percutaneous endoscopic gastrostomy versus nasogastric tube feeding for adults with swallowing disturbances. Cochrane Database Syst Rev. 2010;11:CD008096.

Gozzard D. When is high-dose intravenous iron repletion needed? Assessing new treatment options. Drug Des Devel Ther. 2011;5:51–60.

Heyland DK, Cahill NE, Dhaliwal R, Sun X, Day AG, McClave SA. Impact of enteral feeding protocols on enteral nutrition delivery: results of a multicenter observational study. JPEN. 2010;34(6):675–84.

Jack L, Coyer F, Courtney M, Venkatesh B. Diarrhoea risk factors in enterally tube fed critically ill patients: a retrospective audit. Intensive Crit Care Nurs. 2010;26(6):327–34.

Johnson TW, et al. Adressing frequent issues of home enteral nutrition patients. Nutr Clin Pract. 2019;34(2):186–95.

Landelijke multidisciplinaire richtlijn Neus-maagsonde. Utrecht: V&VN; 2011.

Landelijke multidisciplinaire richtlijn Neus-maagsonde. Utrecht: V&VN; herziene versie april 2017.

Löser C. ESPEN Guidelines on enteral nutrition. Percutaneous endoscopic gastro-stomy (PEG). Clin Nutr. 2005;24:848–61.

Machado dos Reis A, Valéria Fruchtenicht A, Loss SH, Moreira LF. Use of dietary fibers in enteral nutrition of critically ill patients: a systematic review. Rev Bras Ter Intensiva. 2018;30(3):358–65.

Marsland C. Dietitians and small bowel feeding tube placement. Nutr Clin Pract. 2010;25(3):270–6.

Martin JM, Stapleton RD. Omega-3 fatty acids in critical illness. Nutr Rev. 2010;68(9):531–41.

Mathus-Vliegen EMH. Richtlijn enterale voeding. Ede: NVIC; 2003.

Mathus-Vliegen EM, Duflou A, Spanier MB, Fockens P. Nasoenteral feeding tube placement by nurses using an electromagnetic guidance system (with video). Gastrointest Endosc. 2010;71(4):728–36.

McClave SA, et al. Guidelines for the provision and assessment of nutrition support therapy in the adult critically Ill patient: Society of Critical Care Medicine (SCCM) and American Society for Parenteral and Enteral Nutrition (A.S.P.E.N.). Am Soc Parenter Enteral Nutr and Society of Crit Care Med. 2016;404(2):159–211.

Metheny NA, Davis-Jackson J, Stewart BJ. Effectiveness of an aspiration risk-reduction protocol. Nurs Res. 2010;59(1):18–25.

Moore EE, Moore FA. Immediate enteral nutrition followingmultisystem trauma: a decade perspective. J Am Coll Nutr. 1991;10:633–48.

O'Keefe SJ. A guide to enteral access procedures and enteral nutrition. Nat Rev Gastroenterol Hepatol. 2009;6(4):207–15.

Standpunt CHIODAZ over Immunonutritie (2017). Via https://www.nvdietist.nl/images/Landelijke_netwerken/CHIODAZ/2017/Standpunt_CHIODAZ_Immunonutritie_mei_2017.pdf).

Tepaske R. Richtlijn Immunonutritie op de intensive care. Amsterdam: Protocol van intensive care AMC; 2007. pag. 6–7.

Tepaske R, Binnekade JM, Goedhart PT, Schultz MJ, Vroom MB, Mathus-Vliegen EM. Clinically relevant differences in accuracy of enteral nutrition feeding pump systems. JPEN. 2006;30(4):339–43.

Thatcher TD, Clarke BL. Vitamin D insufficiency. Mayo Clin Proc. 2011;86(1):50–60.

Vermeulen MA, Van de Poll MC, Ligthart-Melis GC, Dejong CH, Van den Tol MP, Boelens PG, Van Leeuwen PA. Specific amino acids in the critically ill patient – exogenous glutamine/arginine: a common denominator? Crit Care Med. 2007;35(9 Suppl):S568–76.

Vogel J, Beijer S, Doornink N, Wipkink A. Handboek voeding bij kanker. Utrecht: De Tijdstroom; 2012.

Wernerman J. Role of glutamine supplementation in critically ill patients. Curr Opin Anaesthesiol. 2008;21(2):155–9. Review.

Westaby D, Young A, O'Toole P, Smith G, Sanders DS. The provision of a percutaneously placed enteral tube feeding service. Gut. 2010;59(12):1592–605.

Whelan K, Schneider SM. Mechanisms, prevention, and management of diarrhea in enteral nutrition. Curr Opin Gastroenterol. 2011;27(2):152–9.

Hoofdstuk 4
Klinische voeding

December 2019

T.A.J. Tas en N.M. van Rijssen

Samenvatting Klinische voeding is geïndiceerd voor zieke mensen. Klinische voeding wordt niet via de gebruikelijke weg, maar op kunstmatige wijze toegediend via een voedingssonde, voedingsfistel of via een directe toegang in de bloedbaan, zoals een centraal veneuze katheter (CVC) of een perifeer ingebrachte centrale katheter (Peripheral Inserted Central Catheter, PICC-lijn). Het doel is het stimuleren van het metabolisme door optimalere voedingsinname, waardoor complicaties van de ziekte en behandeling worden beperkt of voorkomen. Het vaststellen van de behoefte aan voedingsstoffen en de wijze van evaluatie worden in dit hoofdstuk besproken. Daarnaast komen de verschillende wegen voor toediening van klinische voeding aan de orde, evenals de complicaties die kunnen optreden. Voor klinische voedingstherapie is een multidisciplinaire aanpak vereist; de rol van de diëtist wordt in dit hoofdstuk beschreven.

4.1 Inleiding

Aandacht voor de voeding van zieke mensen is een essentieel onderdeel van de behandeling, voor een sneller herstel en het voorkomen van complicaties. Achteruitgang van de functies van het lichaam tijdens ziekte door een onvoldoende aanbod van voedingsstoffen is een proces dat in de geneeskunde ten onrechte als 'horende bij het ziektebeeld' wordt gezien. Dit proces kan namelijk beïnvloed worden door voedingstherapie met goede beschikbaarheid van voedingsstoffen, voornamelijk eiwit, energie en micronutriënten (vitamines, spoorelementen).

T.A.J. Tas MSc (✉) · N.M. van Rijssen MSc
TPV & Darmfalenteam, Amsterdam UMC locatie AMC, Amsterdam, Nederland

© Bohn Stafleu van Loghum is een imprint van Springer Media B.V., onderdeel van Springer Nature 2020
M. Former et al. (Red.), *Informatorium voor Voeding en Diëtetiek – Supplement 103 – december 2019*, https://doi.org/10.1007/978-90-368-2426-2_4

In de afgelopen veertig jaar is het belang van voedingsinterventie tijdens de behandeling van zieke mensen steeds meer onderbouwd. Nieuwe technieken worden toegepast bij patiënten die niet in staat zijn om voedingsstoffen via de natuurlijke weg in te nemen. Deze technieken maken de toediening van voedingsstoffen beter te hanteren en te controleren, wat bij ziekte en verminderde inname zeer gewenst is.

4.2 Begrippen

Voeding kan zich richten op verschillende doelen. De verschillende begrippen waarmee doelen worden beschreven worden hierna uitgelegd.

Goede voeding Een goede voeding richt zich op het behoud van gezondheid en op gezondheidsbevordering op de lange termijn. Goede voeding, zoals beschreven in de *Richtlijnen goede voeding* (RGV) 2015 richt zich vooral op preventie van overgewicht en chronische ziekten, zoals diabetes mellitus, hart- en vaatziekten en bepaalde vormen van kanker (Gezondheidsraad 2015). In het geval van ziekte zijn aanvullende aanpassingen nodig ter preventie van ondervoeding. Dit kan onder andere een risico op verminderde spiermassa tot gevolg hebben met een afname van de ademhalings- en perifere skeletspierfunctie en de algehele conditie. Dit leidt tot een verminderde immunologische afweer, een verminderde wondgenezing, een verhoogde kans op de ontwikkeling van decubitus, een afname van de levenskwaliteit en een verhoogde mortaliteit.

Adequate voeding Een adequate voeding levert voldoende energie en voedingsstoffen om de voedingstoestand te handhaven en is toereikend voor het dagelijks functioneren. Adequate voeding is gericht op het dekken van de behoefte aan energie en voedingsstoffen in de actuele situatie en niet op gezondheidsbevordering op lange termijn (kader 1). Preventie van hart- en vaatziekten en diabetes zijn in deze situatie minder belangrijk en hebben geen prioriteit.

Adequate voeding wordt samengesteld op basis van de volgende uitgangspunten:

– Eiwit: 1,0–1,2 gram eiwit/kg actueel lichaamsgewicht/dag.
– Energie: meting van het energieverbruik middels indirecte calorimetrie, afhankelijk van het BMI van de patiënt: schatting volgens de WHO-formule (BMI $\leq$ 30) (WHO) of volgens de Harris-Benedict-formule met toeslagen voor activiteit (BMI > 30) (Harris en Benedict 1919).
– Overige voedingsstoffen, zoals voedingsvezel, vitamines, mineralen, spoorelementen en vocht: aanbevelen volgens de RGV en de Voedingsnormen voor vitamines en mineralen voor volwassenen (Gezondheidsraad 2015, 2018).

Eiwit-energieverrijkte voeding Een eiwit-energieverrijkte voeding levert een verhoogde hoeveelheid eiwit en energie om de voedingstoestand te verbeteren of te handhaven bij verhoogde behoefte aan energie en voedingsstoffen. De volgende uitgangspunten zijn van toepassing:

– Eiwit: bij zeer ernstig zieken en na een grote operatie zou voor behoud van de vetvrije massa minimaal 1,5 g eiwit/kg lichaamsgewicht of 1,9 g eiwit/kg vetvrije massa nodig zijn (Velzeboer et al. 2017). Uit onderzoek blijkt dat 1,5–1,7 g eiwit/kg actueel lichaamsgewicht de maximale hoeveelheid is waarbij een positief effect wordt gezien op herstel en opbouw van spiermassa (Deutz et al. 2014; Ishibashi et al. 1998) (zie ook het hoofdstuk *Eiwitten*).
– Energie: meting van de ruststofwisseling middels indirecte calorimetrie of schatting volgens de Harris-Benedict-formule met 30–50 % toeslag voor activiteit, metabole stress en/of gewichtstoename (Harris en Benedict 1919).
– Overige voedingsstoffen, zoals voedingsvezel, vitamines, mineralen, spoorelementen en vocht: aanbevelen volgens de RGV en de Voedingsnormen voor vitamines en mineralen voor volwassenen (Gezondheidsraad 2015, 2018).

Eiwitverrijkte voeding Een eiwitverrijkte voeding levert een verhoogde hoeveelheid eiwit om de vetvrije massa te handhaven of te verbeteren tijdens nietbelastende behandeling of in de periode van herstel. Een eiwitverrijkte voeding is gericht op de verbetering van een ongunstige lichaamssamenstelling, dat wil zeggen verbetering van de spiermassa bij gelijkblijvende of afnemende vetmassa. Het uitgangspunt is:

– Eiwit: 1,2–1,5 gram eiwit/kg actueel lichaamsgewicht en een gespreide verdeling van eiwitten over alle maaltijden.

Uit onderzoek blijkt dat het van belang kan zijn hoe de inname van eiwit verdeeld is over de dag. Het lijkt erop dat een inname van een portie eiwit van 25–30 gram per maaltijd een positief effect heeft op de absorptie ervan (Areta et al. 2013).

Palliatieve voeding Een palliatieve voeding of comfortvoeding is in de eerste plaats gericht op het maximale welbevinden en zo mogelijk op het oplossen en/of kunnen omgaan met klachten. Het handhaven van de voedingstoestand en het leveren van voldoende energie en voedingsstoffen is niet uitgesloten, maar heeft geen prioriteit. De patiënt eet wat hij wil en kan eten, en laat achterwege wat hij niet kan en wil eten. Als er slechts beperkte mogelijkheden tot inname zijn, is vocht belangrijker dan energie en voedingsstoffen.

Palliatieve voeding is gericht op de actuele situatie en op effecten op de korte termijn (kader 1).

Kader 1 Adequate en palliatieve voeding
Situaties waarin adequate voeding of palliatieve voeding op zijn plaats is.

Adequate voeding

– stabiel lichaamsgewicht;
– antitumorbehandeling;
– gericht op verlenging van de overleving.

Palliatieve voeding

– progressieve ontwikkeling van de ziekte: overlijden wordt binnen enkele
  (2 tot 3) maanden verwacht;
– symptomatische behandeling, gericht op verlichting van klachten.

Klinische voeding Klinische voeding is voeding voor zieke mensen, die niet via de orale weg, maar via een sonde, voedingsfistel of infuus wordt toegediend. Klinische voeding is gericht op het optimaal stimuleren van het metabolisme en hierdoor het voorkomen of beperken van complicaties van ziekte en behandeling. Het wordt voornamelijk toegepast in acute situaties in instellingen. Deze acute vorm van voeden kan overgaan in een chronische vorm van voeden (zowel in instellingen als thuis), als de normale voedingstoevoer (mond, maag, darmkanaal) niet hersteld kan worden.

Orale voeding Orale voeding is de inneming van voedingsstoffen via de natuurlijke weg: via de mond, slokdarm, maag en darm. Deze voeding kan variëren in consistentie, afgestemd op de mogelijkheden en beperkingen van het individu.

Drinkvoeding Drinkvoeding is een gebruiksklare, vloeibare voeding voor oraal gebruik, die geïndiceerd is bij patiënten die met gebruikelijke voedingsmiddelen niet in staat zijn in hun adequate dan wel verrijkte voedingsbehoefte te voorzien.

Sondevoeding Sondevoeding is een dun vloeibare voeding die via een kunstmatige weg (voedingssonde of voedingsfistel) wordt aangeboden. Sondevoeding wordt ook wel enterale voeding genoemd, in tegenstelling tot parenteraal (via de bloedbaan) toegediende voeding. In het hoofdstuk *Enterale voeding* wordt de toepassing van sondevoeding besproken (H. 3).

Parenterale voeding Parenterale voeding is een vloeibare, steriele voedingsoplossing bestaande uit voedingsstoffen die direct te gebruiken zijn in het lichaam (glucose, aminozuren, vetten, micronutriënten). Deze voeding wordt rechtstreeks in de bloedbaan toegediend via een centraal veneus of perifeer centraal veneus ingebrachte katheter, als de andere voedingsroutes onvoldoende of helemaal niet mogelijk zijn. Zie het hoofdstuk *Parenterale voeding* (H. 5).

4.3 Ziekte en voeding(stoestand)

De overgang van 'gezond' naar 'ziek' brengt in het lichaam processen op gang, waardoor de opgenomen voedingsstoffen minder efficiënt worden benut. De metabole processen veranderen onder invloed van ziekte (Sauerwein en Serlie 2010). In combinatie met een verminderde inname van essentiële voedingsstoffen leidt dit tot ziektegerelateerde ondervoeding.

Gemiddeld is één op de vier tot zes patiënten in ziekenhuizen, zorginstellingen en de thuiszorg ondervoed (Kok en Scholte 2014). Deze cijfers gelden zowel in Nederland als daarbuiten. Risicogroepen zijn oncologische patiënten, patiënten met gastro-intestinale klachten, hartfalen, longziekten en zeker kwetsbare ouderen (Halfens 2010). Er is een groeiend besef dat ondervoeding, in combinatie met ziekte, een groot probleem is in de (Europese) ziekenhuizen (zie het hoofdstuk *Screenen op ondervoeding bij volwassenen*).

4.4 Klinische voedingstherapie

4.4.1 Doel

Zieke mensen met een veranderd metabolisme hebben een voeding nodig, gericht op het stimuleren van de eiwitsynthese. Daarvoor is behalve eiwit als macronutriënt, ook voldoende brandstof nodig in de vorm van glucose en vet.

Het menselijk lichaam heeft een kleine voorraad koolhydraten (glycogeen) van 600 tot 800 gram, een eiwitmassa van 6 tot 10 kg en een wisselende voorraad vet. Het belangrijkste verschil tussen koolhydraten en vet enerzijds en eiwit anderzijds is dat de eerste twee macronutriënten zich in het lichaam bevinden als voorraad, dat wil zeggen een relatief passieve massa die zo nodig kan worden aangesproken, terwijl dit niet geldt voor eiwit. Eiwit bevindt zich in het lichaam uitsluitend als een actieve stof in en buiten de organen, in de vorm van spieren, enzymen en dergelijke. Er is geen passieve eiwitvoorraad. Verlies van eiwitmassa betekent daarom altijd verlies van (orgaan)functie. Een te groot functieverlies is een risico voor morbiditeit en mortaliteit.

Niet alleen bij de gezonde mens is verlies van eiwitmassa een belangrijke onafhankelijke determinant voor morbiditeit en mortaliteit. Ook bij ziekten, zoals hiv-infectie, COPD, hartfalen en chronische nierinsufficiëntie, blijkt gewichtsverlies een onafhankelijke voorspeller van morbiditeit en mortaliteit te zijn. Het is daarom heel goed mogelijk dat de dood intreedt bij een bepaald gewichtsverlies, onafhankelijk van de oorzaak van de ziekte, en dat dit geassocieerd is met het verlies van een bepaalde hoeveelheid eiwitmassa. Deze gegevens suggereren dat het gewenst is het verlies van eiwitmassa zoveel mogelijk te beperken. Dit kan door therapie van het grondlijden en daarbij specifieke maatregelen (in het bijzonder voeding) gericht op het handhaven of doen toenemen van de eiwitmassa (Sauerwein en Serlie 2010; Stratton en Elia 2010).

4.4.2 Bepalen van de voedingsbehoefte

4.4.2.1 Eiwit

Het zo goed mogelijk schatten van de eiwitbehoefte is belangrijk om de eiwitsynthese optimaal te stimuleren. Dit kan bij volwassenen op verschillende manieren (kader 2). Een manier is op basis van de vetvrije massa, bepaald door een BIA-meting, waarmee de volgende berekening gemaakt kan worden:

1,9 gram × kg vetvrije massa

Een andere manier is om bij de berekening ± 1,5 g × kg actueel gewicht te gebruiken. Bij patiënten met overgewicht (BMI $\geq$ 27 kg/m^2) is het goed om uit te gaan van de vetvrije massa en deze te voeden met 1,5 g eiwit/kg. Is het niet mogelijk om dit te meten, dan kan ook teruggerekend worden naar een BMI van 27 en bij dit gewicht 1,5 g eiwit/kg toedienen.

Voor patiënten met ondergewicht (BMI < 20 kg/m^2), kan het gewicht teruggerekend worden naar BMI 20 kg/m^2.

Bij kinderen ligt de optimale hoeveelheid eiwit hoger: ± 2 tot 5 g per kg per dag, uitgaande van het actuele gewicht.

De hoeveelheid eiwitmassa is afhankelijk van de balans tussen eiwitsynthese en afbraak. Onder normale omstandigheden is er al een negatieve eiwitbalans bij gezonde vrijwilligers aangetoond na een nacht vasten. Na een eiwitrijke voeding wordt de eiwitsynthese gestimuleerd en de balans wordt dan gedurende een aantal uren positief. Insuline vertraagt de eiwitafbraak en ondersteunt de eiwitsynthese (Nygren en Nair 2003). Voor een optimale voeding is dan ook een combinatie van eiwit en koolhydraten nodig; deze laatste voor een goede insulinerespons (Joosten en Hulst 2011; Nygren en Nair 2003; Sauerwein en Serlie 2010; Sauerwein en Strack van Schijndel 2007). Zie ook het hoofdstuk *Eiwitten*.

Kader 2 Eiwitbehoefte berekenen met vetvrije massa
Bij het berekenen van de eiwitbehoefte op basis van de vetvrije massa kunnen onderstaande waarden gebruikt worden.

- 1,1 g eiwit per kg VVM staat gelijk aan 0,9 g eiwit/kg;
- 1,5 g eiwit per kg VVM staat gelijk aan 1,2 g eiwit/kg;
- 1,9 g eiwit per kg VVM staat gelijk aan 1,5 g eiwit/kg.

Bron: Ishibashi et al. (1998)

Tabel 4.1 De meest gebruikte formules ter berekening van energiebehoefte. Bronnen: FAO/WHO/UNU (2001), Harris en Benedict (1919)

naam	formule
Harris-Benedict (1918)	*man*: 66,4730 + 13,7516 (W) + 5,0033 (H) − 6,7550 (A) *vrouw*: 655,0955 + 9,5634 (W) + 1,8496 (H) − 4,6756 (A)
Harris-Benedict (1984)	*man*: 88,362 + 13,397 (W) + 4,799 (H) − 5,677 (A) *vrouw*: 447,593 + 9,247 (W) + 3,098 (H) − 4,330 (A)
WHO/FAO/UNU-gewicht	*man*: 18–30 jaar = 15,3 (W) + 679 31–60 jaar = 11,6 (W) + 879 > 60 jaar = 13,5 (W) + 487 *vrouw*: 18–30 jaar = 14,7 (W) + 496 31–60 jaar = 8,7 (W) + 829 > 60 jaar = 10,5 (W) + 596
WHO/FAO/UNU-gewicht/lengte	*man*: 18–30 jaar = 15,4 (W) − 27 (HM) + 717 31–60 jaar = 11,3 (W) − 16 (HM) + 901 > 60 jaar = 8,8 (W) + 1128 (HM) − 1071 *vrouw*: 18–30 jaar = 13,3 (W) + 334 (HM) + 35 31–60 jaar = 8,7 (W) − 25 (HM) + 865 > 60 jaar = 9,2 (W) + 637 (HM) − 302

A = leeftijd in jaren; H = lengte in centimeters; HM = lengte in meters; W = gewicht in kilogram.

4.4.2.2 Energie

De gouden standaard is om de energiebehoefte te meten via indirecte calorimetrie. Als het niet mogelijk is om deze meting uit te voeren, kunnen formules de energiebehoefte schatten. Tabel 4.1 geeft hiervan een overzicht.

Voor het schatten van het energieverbruik in rust bij patiënten met een BMI < 30 kg/m^2 is het gebruik van de WHO/FAO-formule aanbevolen. Voor patiënten met een BMI ≥ 30 kg/m^2 is het aan te bevelen om de Harris-Benedict-1918-formule te gebruiken. In beide formules wordt het actuele gewicht gebruikt, tenzij evident veel vocht wordt vastgehouden. Om de energiebehoefte te schatten rekent men een factor 1,3 voor activiteit en ziekte voor het overgrote deel van de patiënten (= 30 % toeslag).

Slechts 40–60 % van de berekende behoefte via formules komt overeen met de gemeten waarde via indirecte calorimetrie. De formules kunnen de energiebehoefte zowel over- als onderschatten. Daarom is regelmatige evaluatie van een ingesteld beleid dat is gebaseerd op deze berekeningen van de energiebehoefte, aan te raden (Frankenfield et al. 2009; Weijs en Kruizenga 2009).

4.4.2.3 Eiwit- en energiebehoefte bij afwijkend lichaamsgewicht en ouderen

Bij patiënten met overgewicht is de berekening van de eiwit- en energiebehoefte anders dan bij een normale BMI. Een toename van het lichaams(vetweefsel) gewicht is niet wenselijk, maar afname van de vetvrije massa ook niet.

Bij patiënten < 65 jaar met een BMI < 18,5 en patiënten van 65 jaar en ouder met een BMI van < 20 wordt uitgegaan van het actuele lichaamsgewicht, dus niet van een gecorrigeerd gewicht. Uitgaan van een ideaal of op andere manier gecorrigeerd gewicht kan leiden tot hyperalimentatie, dat weer kan leiden tot complicaties als hyperglykemie, hypertriglyceridemie, leverfalen en postoperatieve complicaties (Braga et al. 2009; CBO 2007; Forbes 2003; Kruizenga 2012; Lewandowski en Lewandowski 2011).

4.4.2.4 Vocht

Optimale vochtvoorziening is een belangrijk aandachtspunt. Vocht zorgt immers voor de uitscheiding van afvalproducten van ziekte en therapie. Aangeraden wordt 1,5–2 liter vocht per dag te gebruiken. Wanneer er sprake is van verliezen via bijvoorbeeld diarree, fistels en/of braken, dan moeten deze verliezen extra aangevuld worden. Voor kinderen ligt deze aanbeveling – per kg lichaamsgewicht – tussen de 40 ml voor adolescenten tot 150 ml voor pasgeborenen.

Bij nierfalen moet gekeken worden naar de therapie en de mogelijkheid van uitscheiden van vocht. Bij hartfalen en leverfalen kan een vochtbeperking geïndiceerd zijn (ESPEN 2009; ESPEN/ESPGHAN 2006).

4.4.2.5 Micronutriënten

Voor vitamines en mineralen zijn geen gevalideerde richtlijnen voor zieke mensen en daarom is het uitgangspunt de aanbevolen dagelijkse hoeveelheid voor gezonde mensen (Gezondheidsraad 2018). Deze aanbeveling heeft een ruime marge boven het minimum en dient ook om een toxische dosering te voorkomen.

Bij verhoogd verlies of verminderde inname is het raadzaam de micronutriëntenstatus regelmatig te evalueren, afhankelijk van het ziektebeeld. Bij malabsorptie en/of anatomische wijzigingen in het maag-darmkanaal zijn vitamine B_{12}, de vitamines A en D, calcium, kalium, magnesium, ijzer, selenium en zink een aandachtspunt. Bij langdurig niet eten (> 10 dagen) of een eenzijdig dieet (o.a. bij alcoholabusus) is als eerste de toevoer van vitamine B_1 (thiamine) van belang om deficiëntieverschijnselen, zoals bij het Korsakov-syndroom, te voorkomen.

4.4.3 Indicaties klinische voeding

Klinische voeding wordt toegepast wanneer uit het verbeteren van de voedings-toestand winst is te behalen voor de patiënt. De voedingstoestand wordt bedreigd indien de patiënt niet voldoende kan, mag of wil eten. De eerste voorkeur voor de klinische voedingsroute is de enterale weg via het maag-darmkanaal. Indien er geen of te weinig voedingsmogelijkheid via enterale weg is, zal de parenterale weg gekozen moeten worden als aanvulling of als volledige voedingstherapie.

4.4.3.1 Keuze maken voor een voedingsroute

Voor het optimaal voeden van zieke mensen zijn de onderstaande routes optioneel, in de voorkeursvolgorde:

- oraal: de voedingstherapie omvat:

  - normale voeding, eventueel in aangepaste consistentie;
  - aangevuld met supplementen;
  - aangevuld met drinkvoeding.

Lukt het niet via de orale weg (eventueel met behulp van drinkvoeding of voe-dingssupplementen), dan is het toedienen van de noodzakelijke voedingsstoffen via een andere route een optie:

- enteraal, waarbij de complexiteit van macronutriënten in verschillende voe-dingsoplossingen varieert:

  - polymeer: met macronutriënten als complexe stoffen;
  - oligomeer;
  - monomeer: voedingsstoffen in de vorm van aminozuren, enkelvoudige kool-hydraten, essentiële vetzuren;

- parenteraal, waarbij verschillende toedieningswegen mogelijk zijn:

  - centraal veneuze katheter (CVC);
  - perifeer ingebrachte centraal veneuze katheter (PICC);
  - (voor langdurig gebruik) geïmplanteerde poortkatheter (Port-a-cath®).

Klinische voeding
De indicatie voor klinische voeding stelt men op basis van onderstaande gegevens:

- Wordt verwacht dat een patiënt in een goede voedingstoestand langer dan vijf dagen niet zal eten?

  - Is het maag-darmkanaal intact, dan direct starten met enterale (sonde) voeding.

- Is het maag-darmkanaal niet of gedeeltelijk bruikbaar, dan direct starten met (gedeeltelijke) parenterale voeding.
- Direct voeden is binnen 24 uur gewenst.

- Heeft de patiënt onvrijwillig meer dan 10 % gewicht verloren en is de inneming aan orale voeding volgens behoefte niet mogelijk?

  - Is het maag-darmkanaal intact, dan direct starten met enterale (sonde) voeding.
  - Is het maag-darmkanaal niet of gedeeltelijk bruikbaar, dan starten met (gedeeltelijke) parenterale voeding.
  - Direct voeden is binnen 24 uur gewenst.

- Is er geen gewichtsverlies en kan de patiënt na een aantal dagen (minder dan vijf) weer via de orale weg eten, dan zijn de risico's van het gebruik van een kunstmatige toegangsweg groter dan het effect dat de voeding teweeg kan brengen. Behandeldoel is een optimale orale inneming.

De verschillende enterale en parenterale voedingsmogelijkheden worden in aparte hoofdstukken uitgewerkt; zie de hoofdstukken *Enterale voeding* (H. 3) en *Parenterale voeding* (H. 5).

Is er sprake van een palliatieve of terminale fase, dan is de situatie van de individuele patiënt, zijn behoeften en gestelde doelen leidend (par. 4.4.4).

4.4.4 Palliatief voedingsbeleid

In de palliatieve fase beïnvloeden complicaties en voedingszorg elkaar in hoge mate. Elke complicatie werkt negatief op het vermogen van de patiënt om voeding te gebruiken. Een slechte voedingstoestand bevordert omgekeerd ook de ernst van de optredende complicaties: een ondervoede patiënt in slechte hydratietoestand en/of met elektrolytendisbalans heeft meer klachten, deze zijn moeilijker te bestrijden en duren ook langer. Systematische bewaking van de voedings-, vocht- en elektrolytenbalans is te adviseren en belemmeringen moeten worden weggenomen.

Klachten kunnen heel wisselend zijn: periodes van slechte eetlust kunnen worden afgewisseld met goede tijden. Blijkt de orale voeding, eventueel aangevuld met drinkvoeding, niet toereikend te zijn, dan is ondersteuning met enterale en/of parenterale voeding doorgaans alleen zinvol bij een redelijke levensverwachting (drie tot zes maanden). Deze vorm van voeding kan bijdragen aan rust: de druk rondom het eten valt weg (Carter en Leuthner 2003; Dewey et al. 2007; Geppert et al. 2010; Vogel et al. 2016).

Gerichte medicatie (progestativa, corticosteroïden) kan de eetlust verbeteren, maar hierbij neemt het gewicht door verhoging van de vetmassa toe. De juist belangrijke vetvrije massa neemt niet of nauwelijks toe.

4.4.4.1 Dehydratie

Niet aandringen op voedings- en vochtinneming en afzien van kunstmatige toediening hiervan kan een goede keuze zijn. Dehydratie wordt vaak geassocieerd
met pijnlijke en mensonwaardige symptomen. Bij de beslissing dehydratie wel of
niet te behandelen dient onderscheid gemaakt te worden tussen twee vormen van
dehydratie:

– algemene dehydratie: vocht- en/of zouttekort, met afwijkende serumnatriumge-
  halten;
– terminale dehydratie: het gevolg van veranderde stofwisseling in de laatste
  levensfase, het dorstgevoel neemt snel af, het serumnatriumgehalte blijft gelijk
  en er zijn weinig klachten.

De opvatting van de patiënt over wat bijdraagt aan de kwaliteit van zijn resterende
leven speelt bij de keuze een belangrijke rol. Er kan gekozen worden om gefor-
ceerd (via sonde of infuus) vocht en voeding toe te dienen of om daarvan af te
zien; beide vormen kunnen kwaliteitsverhogend zijn.

4.4.5 Mondverzorging

Bij een normale voeding per os is het advies om tweemaal per dag de mond goed
te reinigen. Achtergebleven stukjes voedsel en tandplaque worden zo verwijderd
en kunnen de gebitselementen niet beschadigen. Dit geldt zowel voor het eigen
gebit als voor een prothese.

Indien de inneming van voedsel niet meer via de mond gaat, kan het zijn dat
de mondverzorging vergeten wordt. Maar extra aandacht is juist dan belangrijk.
De speekselsecretie wordt minder wanneer de mond niet langer als voedseltoegang
gebruikt wordt. Hierdoor kan het speeksel minder vloeien en kunnen speekselste-
nen ontstaan. Een juiste, frequente (twee- tot driemaal per dag) mondverzorging
blijft van belang. Preventief kan een mondhygiëniste geconsulteerd worden, in het
bijzonder bij patiënten die zelf de verzorging niet goed kunnen doen. Bij
therapieën die de mucosa aantasten, is een juiste mondverzorging zeer belangrijk
om complicaties (infectie) te voorkomen.

Zie voor verdere informatie: https://tinyurl.com/Ontstekingen-in-de-mond.

4.4.6 Complicatie bij klinische voeding: refeedingsyndroom

Het refeedingsyndroom is een verzamelnaam voor de vele metabole en biochemische veranderingen die als complicatie kunnen optreden als gevolg van het starten van klinische voeding bij patiënten die langdurig niet voldoende gevoed zijn.

Tabel 4.2 Hoogrisicopatiënten voor het refeedingsyndroom. Bron: NICE Clinical Guideline 32 (2006)

patiënt voldoet aan een van de volgende criteria	patiënt voldoet aan meer dan twee van de volgende criteria
BMI < 16	BMI < 18,5
ongewenst gewichtsverlies van > 15 % in de afgelopen 3–6 maanden	ongewenst gewichtsverlies van > 10 % in de afgelopen 3–6 maanden
weinig of geen voedselinname voor > 10 dagen	weinig of geen voedselinname > 5 dagen
te lage fosfaat-, kalium- en magnesiumwaarden in het bloed voorafgaand aan het voeden	in de voorgeschiedenis bekend met alcoholabuses, chemotherapie of gebruik van de volgende medicatie: insuline, antacida, diuretica

Tabel 4.2 vermeldt de criteria voor hoogrisicopatiënten. De oorzaak van refeeding is het stimuleren van de endogene insulineproductie, met als gevolg een verhoogde opname van glucose, fosfaat en water en een stimulering van de eiwitproductie. De klinische symptomen zijn met name hypofosfatemie, hypokaliëmie, hypomagnesiëmie, glucose-intolerantie, manifest worden van thiaminedeficiëntie, verminderde orgaanfunctie en overvulling (Boateng et al. 2010; Khan et al. 2011).

Door met voeden te starten komt de patiënt van een katabole toestand, waarin weefselafbraak centraal staat, in een anabole situatie van weefselopbouw. Om weefsel te kunnen opbouwen vindt daar verhoogde opname plaats van diverse mineralen, waardoor de hoeveelheid daarvan in het bloed te laag kan worden. Veelal is het eerst aantoonbare effect een hypofosfatemie. Deze ontstaat vooral door de snelle verandering in de citroenzuurcyclus (toevoer van fosfaat voor de aanmaak van ATP). Hypokaliëmie en hypomagnesiëmie kunnen in de anabole situatie ontstaan door een verplaatsing van extracellulair kalium en magnesium naar intracellulair (fig. 4.1).

Een ander kenmerk van de anabole situatie is een toegenomen omzetting van glucose, waarbij vitamine B_1 betrokken is. Door de toegenomen vraag en de zeer beperkte lichaamsvoorraad kan vitamine B_1 deficiënt worden. Gevolgen van deze complicaties zijn ernstige cardiale, pulmonale en neurologische problemen, zoals perifere oedeemvorming, en convulsies. Ook hematologische complicaties kunnen zich voordoen (hemolyse, verminderde functie van leukocyten en trombocyten). Bij ernstige elektrolytenverstoring kunnen patiënten in een coma raken en overlijden.

4.4.6.1 Voorkomen van het refeedingsyndroom

Deze complicatie kan worden voorkomen door voor aanvang van de voedingstherapie natrium, kalium en fosfaat in het bloed te laten bepalen en te corrigeren. Dit dient vervolgens dagelijks te worden gecontroleerd totdat deze elektrolyten in het bloed stabiliseren.

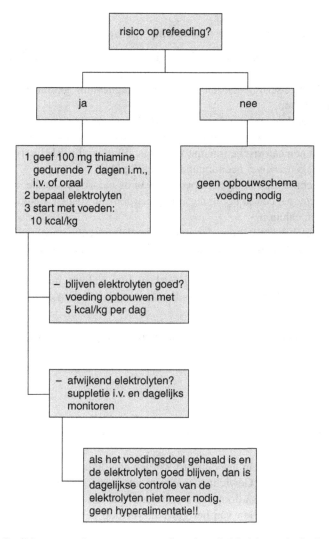

Figuur 4.1 Beslisboom voor het starten van voedingstherapie bij risico op 'refeeding'

Patiënten met risico op refeeding moeten voordat gestart wordt met voeden, gedurende één week 100 mg thiamine (vitamine B_1) toegediend krijgen via orale, intramusculaire of intraveneuze weg. De keuze van de toedieningsweg is afhankelijk van de opnamecapaciteit van de genoemde weg. Een overzicht van de aanbevelingen ter voorkoming van refeeding staat in kader 3.

Kader 3 Aanbevelingen ter voorkoming van het refeedingsyndroom

– Wees alert op het bestaan van dit syndroom en herken risicopatiënten-
  groepen.
– Controleer de serumwaarden van fosfaat, magnesium, geïoniseerd calci-
  um en kalium.
– Op voorhand en gedurende de eerste 10 dagen van (her)voeden thiamine
  suppleren.
– Start met een calorische inname van 10 kcal/kg/dag bij BMI < 14
  of > 2 weken vrijwel geen inname: 5 kcal/kg/dag.
– Schakel een diëtist in bij het opvoeren van de calorische intake.
– Suppleer/corrigeer zo nodig de serumwaarden van fosfaat, magnesium,
  kalium en calcium.
– Vul geleidelijk het volume aan, monitor polsfrequentie en vochtbalans.
– Evalueer regelmatig het lichaamsgewicht in verband met het risico op
  overvulling.
– Monitor dagelijks fosfaat, geïoniseerd calcium, kalium, magnesium en
  glucose (dagcurve) tijdens de opklimfase van de voeding en totdat de
  waarden stabiel zijn.

Bronnen: Boateng et al. (2010), Khan et al. (2011), Mehanna et al. (2008),
NICE (2006), Stanga et al. (2008)

4.4.7   Evaluatie voedingsbeleid

De energievoorziening kan geëvalueerd worden aan de hand van de veranderingen
in het lichaamsgewicht. Gewichtstoename moet vooral gericht zijn op het verhogen van de vetvrije massa door een combinatie van voeding (voldoende eiwit) en
activiteiten. Het beoordelen van het gewichtsverloop gebeurt aan de hand van de
volgende vragen:

– Is de voorgeschreven hoeveelheid energie en eiwit werkelijk toegediend?
– Is er een verstoring van de vochtbalans?
– Is er een andere, medische reden voor een verandering van het lichaamsge-
  wicht?

Enterale en parenterale voeding worden toegepast bij patiënten die niet in staat
zijn om (voldoende) voeding te gebruiken via de orale weg. Vanwege de ernst van
de ziekte moet het effect van de geforceerde toediening van vocht, voedingsstoffen en elektrolyten in het lichaam in de gaten worden gehouden. Bij aanvang van
klinische voeding dienen de waarden. zoals die staan in tab. 4.3, te worden vastgesteld. Afwijkende waarden moeten regelmatig (afhankelijk van het ziektebeeld
dagelijks tot tweemaal per week) worden vervolgd. Bij niet-afwijkende waarden

Tabel 4.3 Evaluatie van het effect van enterale en parenterale voeding in de klinische situatie

evaluatie effect	enterale voeding	parenterale voeding
gewicht	tweemaal per week	dagelijks
elektrolyten: natrium, kalium, calcium, magnesium, fosfaat	wekelijks	wekelijks
nierfunctie: HCO_3-, ureum, creatinine	wekelijks	wekelijks
leverfunctie: totaal bilirubine, ASAT, ALAT, gamma-gt, alkalische fosfatase	wekelijks	wekelijks
triglyceriden	wekelijks	wekelijks
glucose	wekelijks	dagelijks
parathormoon (evaluatie vit. D en Ca)	eenmalig bij vitamine D	eenmalig bij vitamine D
Hb, ijzerstatus	wekelijks	wekelijks
vitamine B_1, B_{12}, A, D, C	bij aanvang en dan per half jaar	bij aanvang en dan per half jaar

zal het effect van de voeding op het metabolisme wekelijks tot tweewekelijks vervolgd moeten worden (afhankelijk van het ziektebeeld, de toegediende geneesmiddelen en elektrolyten).

Als voeding via de enterale weg ook na herstel niet mogelijk is, kan de parenterale voeding ook thuis worden gecontinueerd. Bij een stabiele patiënt in de thuissituatie is evaluatie per drie tot zes maanden van belang om eventuele deficiënties in
de voeding tijdig te onderkennen. Dit geldt zeker als een patiënt volledig afhankelijk is van parenterale voeding (Wanten et al. 2011).

4.5   Rol van de diëtist

De diëtist is opgeleid om een adequate voedingstherapie te kunnen voorschrijven,
te evalueren en aan de hand daarvan aanpassingen te maken om het doel gesteld
in het diëtistisch behandelplan te halen. De netto voedingsbehoefte is gelijk bij
alle toegangswegen: oraal, via een sonde of parenteraal. Als voeding via het
maag-darmkanaal gebruikt wordt, dient alleen rekening te worden gehouden met de
resorptiecapaciteit van het darmepitheel; dit is niet het geval bij de parenterale weg.

In de praktijk blijkt er een grote variatie te zijn in rollen van de diëtist bij de
advisering van orale voeding en voeding via een kunstmatige toegangsweg (sondevoeding of parenterale voeding). Orale voeding is van oudsher het terrein van de
diëtist. Bij enterale en parenterale voeding zijn, ook vanwege specialistische handelingen, andere disciplines, zoals de verpleegkundige en de arts, betrokken. Een
multidisciplinaire aanpak is een vereiste bij deze voedingstherapieën. Dat komt
een veilige toedieningsvorm en juiste productkeuze ten goede.

Bij klinische voeding
De taken van de diëtist kunnen de volgende zijn:

- adviseren van voeding op maat: gebaseerd op lengte, gewicht, geslacht, leeftijd, ziektebeeld en prognose van de patiënt;
- informeren over het gekozen voedingsbeleid aan andere hulpverleners;
- monitoren van het effect van de klinische voeding;
- bepalen van het pakket van eisen voor het assortiment enterale voeding. Dit assortiment is aangepast aan de patiëntenpopulatie van de instelling en moet onderbouwd zijn met (wetenschappelijke) evidence. Er moet voor worden gewaakt dat vooral uit financiële overwegingen een bepaald assortiment wordt gebruikt;
- mede bepalen van het pakket van eisen voor het assortiment parenterale voeding in de instelling in overleg met onder andere de apotheek. Hierbij geldt hetzelfde als bij enterale voeding: de kwaliteitseisen moeten prevaleren bij de keuze;
- zorgen voor en implementeren van protocollen, gericht op een efficiënt gebruik van klinische voeding (indicatie voor voeden, overgang naar andere vorm van voeden, overgang van kliniek naar huis, evalueren van het voedingsbeleid);
- maken van een juiste keuze in voeding en hulpmiddelen voor de patiënt, gericht op de voedingsbehoefte en de mogelijkheden thuis – eventueel in samenwerking met een facilitair bedrijf;
- begeleiden van patiënten in de thuissituatie met klinische voeding in samenwerking met de behandelend arts en gespecialiseerd verpleegkundige;
- gericht advies uitbrengen, gebaseerd over de (on)mogelijkheden van voeding in de palliatieve fase;
- bij de overweging voor parenterale voeding thuis medebehandelaars attenderen op mogelijkheid de chronische patiënt door te verwijzen naar de gespecialiseerde centra voor parenterale thuisvoeding (Amsterdam UMC, locatie AMC of UMC Nijmegen St Radboud).

Bij palliatieve zorg
De taakstelling van de diëtist omvat de volgende aspecten (McClave et al. 2009):

- adviseren van adequate voeding;
- op het juiste moment introduceren van palliatieve voeding;
- deelnemen aan de discussie om wel of niet van voeding af te zien;
- evaluatie van het geven van eiwit- en energierijke (optimale) voeding;
- zorgen voor vroegtijdige verwijzing in een actieve behandelfase van de ziekte, zodat de voedingstoestand optimaal blijft tijdens de therapie en waardoor de fasen van adequate en palliatieve voeding duidelijk aan de patiënt uitgelegd kunnen worden;
- doelen formuleren met de patiënt over de mogelijkheden en onmogelijkheden van voeding in de laatste fasen van de ziekte en het zoeken naar en benoemen van een nieuwe doelstelling waarin alle betrokkenen zich kunnen vinden;
- een alerte, actieve houding bij het verlenen van specifieke voedingszorg, in alle fasen van het ziektebeeld.

Literatuur

Areta JL, Burke LM, Ross ML, Camera DM, West DW, Broad EM, Jeacocke NA, Moore DR, Stellingwerff T, Phillips SM, Hawley JA, Coffey VG. Timing and distribution of protein ingestion during prolonged recovery from resistance exercise alters myofibrillar protein synthesis. J Physiol. 2013;591(9):2319–31. https://doi.org/10.1113/jphysiol.2012.244897.

Boateng AA, Sriram K, Meguid MM, Crook M. Refeeding syndrome: treatment considerations based on collective analysis of literature case reports. Nutrition. 2010;26:156–67.

Braga M, Ljungqvist O, Soeters P, Fearon K, Weimann A, Bozzetti F. ESPEN guidelines on parenteral nutrition: surgery. Clin Nutr. 2009;28(4):378–86.

Carter BS, Leuthner SR. The ethics of withholding/withdrawing nutrition in the newborn. Semin Perinatol. 2003;27(6):480–7.

CBO. *Richtlijn perioperatieve voeding.* Utrecht: CBO Dutch Institute for Healthcare Improvement; 2007.

Dewey A, Baughan C, Dean T, Higgins B, Johnson I. Eicosapentaenoic acid (EPA, an omega-3 fatty acid from fish oils) for the treatment of cancer cachexia. Cochrane Database Syst Rev. 2007:1.

Deutz NE, Bauer JM, Barazzoni R, Biolo G, Boirie Y, Bosy-Westphal A, et al. Protein intake and exercise for optimal muscle function with aging: recommendations from the ESPEN Expert Group. J Clin Nutr. 2014;33:929–36. Accessible via: https://www.espen.org/files/PIIS0261561414001113.pdf.

ESPEN. Guidelines for adult parenteral nutrition. Clin Nutr. 2009;28:359–479.

ESPEN/ESPGHAN. Guidelines on pediatric parenteral nutrition. Clin Nutr. 2006;25:177–360.

FAO/WHO/UNU. Food and nutrition report series. Human energy requirements. Report of a joint FAO/WHO/UNU expert consultation. Rome; 2001. In te zien via http://www.fao.org/3/a-y5686e.pdf. Laatst geraadpleegd op 30 juni 2019.

Forbes GB. Some adventures in body composition, with special reference to nutrition. Acta Diabetol. 2003;40:S238–41.

Frankenfield DC, Coleman A, Alam S, Cooney RN. Analysis of estimation methods for resting metabolic rate in critically Ill adults. JPEN. 2009;33:27–36.

Geppert CM, Andrews MR, Druyan ME. Ethical issues in artificial nutrition and hydration: a review. JPEN. 2010;34(1):79–88.

Gezondheidsraad. Richtlijnen goede voeding 2015. Publicatienr. 2015/24. Den Haag: Gezondheidsraad; 2015.

Gezondheidsraad. Voedingsnormen voor vitamines en mineralen voor volwassenen. Publicatienummer 2018/19. Den Haag: Gezondheidsraad; 2018,

Halfens RJG. Rapportage resultaten landelijke prevalentiemeting zorgproblemen. Maastricht: Universiteit Maastricht; 2010.

Harris JA, Benedict FG. A biometric study of basal metabolism in man. Publication no 279. Washington, DC: Carnegie Institute of Washington; 1919.

Ishibashi N, Plank LD, Sando K, Hill GL. Optimal protein requirements during the first 2 weeks after the onset of critical illness. Crit Care Med. 1998;26(9):1529–35.

Joosten KF, Hulst JM. Malnutrition in pediatric hospital patients: current issues. Nutrition. 2011;27(2):133–7.

Khan LUR, Ahmed J, Khan S, MacFie J. Refeeding syndrome: a literature review. Gastroenterol Res Pract. 2011:2011. pii: 410971. https://doi.org/10.1155/2011/410971.

Kok L, Scholte R. Ondervoeding onderschat: de kosten van ondervoeding en het rendement van medische voeding. SEO-rapport 2014-11. Amsterdam: SEO economisch onderzoek; 2014.

Kruizenga H. Richtlijn ondervoeding. Dieetbehandelingsrichtlijnen. Maarssen: Elsevier Gezondheidszorg; 2012.

Lewandowski K, Lewandowski M. Intensive care in the obese. Best Pract Res Clin Anaesthesiol. 2011;25(1):95–108.

McClave SA, Martindale RG, Vanek VW, et al. Guidelines for the provision and assessment of nutrition support therapy in the adult critically ill patient: society of critical care medicine (SCCM) and American society for parenteral and enteral nutrition (A.S.P.E.N.). JPEN. 2009;33:277–316.

Mehanna HM, Moledina J, Travis J. Refeeding syndrome: what it is, and how to prevent and treat it. BMJ. 2008;336:1495–8.

NICE Guideline 32. Nutrition support in adults: oral nutrition, enteral tube feeding and parenteral nutrition. 2006.

Nygren J, Nair KS. Differential regulation of protein dynamics in splanchnic and skeletal muscle beds by insulin and amino acids in healthy human subjects. Diabetes. 2003;52:1377–85.

Sauerwein HP, Serlie MJ. Optimal nutrition and its potential effect on survival in critically ill patients. Neth J Med. 2010;68(3):119–22.

Sauerwein HP, Strack van Schijndel RJM. Perspective: how to evaluate studies on perioperative nutrition? Considerations about the definition of optimal nutrition for patients and its key role in the comparison of the results of studies on nutritional intervention. Clin Nutr. 2007;26:154–8.

Stanga Z, Brunner A, Leuenberger M, Grimble RF, Shenkin A, Sllison SP, Lobo DN. Refeeding syndrome: a literature review. Eur J Clin Nutr. 2008;62:687–94.

Stratton RJ, Elia M. Encouraging appropriate, evidence-based use of oral nutritional supplements. Proc Nutr Soc. 2010;69(4):477–87.

Velzeboer L, Huijboom M, Weijs P, Engberink M, Kruizenga H. Hoe berekenen we de eiwitbehoefte bij ondergewicht en overgewicht? Geeft de formule van Gallagher een betere schatting? Ned Tijdschr Voeding Diëtetiek. 2017;72(1):S1–8.

Vogel J, Beijer S, Doornink N, Wipkink A, redactie. Handboek voeding bij kanker. Utrecht: De Tijdstroom; 2016.

Wanten G, Calder PC, Forbes A. Managing adult patients who need home parenteral nutrition. BMJ. 2011;342:d1447.

Weijs PJM, Kruizenga HM. Wat is de energiebehoefte van mijn patiënt? Ned Tijdschr Diëtisten. 2009;64(5):S1–8.

Hoofdstuk 5
Parenterale voeding

December 2019

T.A.J. Tas en N.M. van Rijssen

Samenvatting Parenterale voeding is geïndiceerd voor patiënten die niet in staat zijn via de enterale weg (oraal of door de sonde) voldoende voedingsstoffen op te nemen. De risico's en complicaties van parenterale voeding zijn ernstig en deze wordt daarom alleen geadviseerd wanneer er drie dagen of langer parenteraal (bij) gevoed kan worden. Dit hoofdstuk beschrijft de indicaties voor parenterale voeding, de mogelijke toedieningswegen, samenstelling en complicaties. Behandeling van een patiënt met parenterale voeding gebeurt bij voorkeur door een gespecialiseerd voedingsteam. Regelmatige evaluatie van bloedwaarden en gewicht kan ervoor zorgen dat de voorgeschreven voeding optimaal wordt toegepast. Is het niet mogelijk tijdens de opname de voeding via de enterale weg te hervatten, dan kan de parenterale voeding ook thuis worden gecontinueerd.

5.1 Inleiding

Parenterale voeding is een dun vloeibare oplossing van nutriënten die via de bloedbaan toegediend wordt. In 1968 werd voor de eerste keer een oplossing van glucose en aminozuren via de vena subclavia toegediend aan een patiënt (Allison 2003). Eind jaren 70 van de vorige eeuw was de volgende stap dat een sojavetemulsie samen met glucose en aminozuren veilig werd toegediend aan ernstig zieke patiënten.

T.A.J. Tas MSc (✉) · N.M. van Rijssen MSc
TPV & Darmfalenteam, Amsterdam UMC locatie AMC, Amsterdam, Nederland

© Bohn Stafleu van Loghum is een imprint van Springer Media B.V., onderdeel van Springer Nature 2020
M. Former et al. (Red.), *Informatorium voor Voeding en Diëtetiek – Supplement 103 – december 2019*, https://doi.org/10.1007/978-90-368-2426-2_5

Sindsdien is de toepassing van voeding via de parenterale weg enorm toegenomen, maar niet zonder een spoor van artikelen achter te laten waarin ernstige complicaties beschreven worden. Door meer kennis en kunde over deze wijze van voeden is de kans op complicaties inmiddels sterk verminderd. Tegenwoordig is het mogelijk een patiënt volledig via de bloedbaan te voeden met Totale Parenterale Voeding (TPV). Bij hulpverleners die weinig kennis hebben over dit onderwerp, overheerst echter de angst voor de complicaties. Het is dan ook aan te bevelen deze wijze van voeden alleen toe te passen bij voldoende competentie over dit onderwerp, bij voorkeur in een multidisciplinair voedingsteam.

5.2   Indicaties parenterale voeding

Parenterale voeding is geïndiceerd voor patiënten die drie dagen of langer niet in staat zijn via de enterale weg (orale inneming, via de voedingssonde of -fistel/PEG/PRJ) voldoende voedingsstoffen op te nemen. Is een patiënt preoperatief ernstig ondervoed en kan deze niet enteraal gevoed worden volgens zijn calorische behoefte, dan wordt aangeraden om 7–10 dagen preoperatief te starten met parenterale voeding om een betere kans op herstel postoperatief te bereiken. Postoperatief wordt aangeraden om te starten met parenterale voeding wanneer verwacht wordt dat de patiënt niet binnen 7–10 dagen middels enterale voeding aan zijn calorische behoefte kan voldoen (Bragaa et al. 2009). Voor intensive-carepatiënten wordt aangeraden om met parenterale voeding te starten, wanneer verwacht wordt dat zij niet binnen drie dagen via enterale voeding in hun calorische behoefte kunnen voorzien (Singer et al. 2009).

Dit kan onder meer voorkomen in de volgende situaties:

– Short bowel syndrome op basis van:

  – grote resectie van de darm als gevolg van een acute situatie, bijvoorbeeld mesenteriaal trombose, darmischemie, volvulus, trauma;
  – grote darmresecties op basis van chronische darmziekten, zoals de ziekte van Crohn.

– Malabsorptie op basis van:

  – niet goed te behandelen darminfecties;
  – ernstige pancreatitis in acuut stadium en veel pijn bij enterale belasting;
  – high-output stoma;
  – fistels hoog in het darmkanaal;
  – (bestralings)enteritis;
  – sclerodermie;
  – scleroserende peritonitis.

– Geen toegang tot het maag-darmkanaal door:

- mechanische of paralytische ileus;
- pancytopenie en ernstige mucositis ten gevolge van chemotherapie en bestraling;
- ernstig trauma;
- een obstruerende tumor waarbij geen ruimte is om een sonde in te brengen die voorbij de tumor ligt.

5.2.1 Contra-indicaties

Parenterale voeding is gecontra-indiceerd in de volgende situaties.

- De nadelen van parenterale voeding (complicaties bij het inbrengen van de katheter, infectie of blokkade in de katheter) wegen zwaarder dan het beoogde effect van de voeding, indien er minder dan drie dagen gevoed kan worden.
- De toediening van parenterale voeding bij ernstige verstoringen in het zuur-base-evenwicht en ernstige hemodynamische instabiliteit is af te raden, omdat de TPV deze instabiliteit versterkt. Zorgvuldige monitoring van de patiënten in deze situaties is van het grootste belang.
- Gebruik van TPV bij palliatieve zorg in de thuissituatie bij een levensverwachting van minder dan drie maanden is af te raden, omdat de kwaliteit van leven hierdoor niet verbetert (Stratton en Elia 2007).

5.3 Samenstelling TPV

Totale parenterale voeding bestaat uit alle essentiële aminozuren, aangevuld met niet-essentiële aminozuren, energieleveranciers (glucose en vet) en micronutriënten, zoals elektrolyten (natrium, kalium, calcium, magnesium en fosfaat), vitamines en spoorelementen. Parenterale voeding is een waterachtige substantie en daarom zijn vet en vetoplosbare vitamines aanwezig in de vorm van een emulsie.

TPV is te verkrijgen als losse componenten of als kant-en-klaarcombinatie-product. Parenterale voeding die uit losse componenten bestaat, wordt door een (ziekenhuis)apotheek gemengd tot een geheel. Deze bereiding moet in een gecertificeerde steriele ruimte gebeuren. Er bestaan bereidingsmachines, de zogeheten compounders. Deze werken computergestuurd en hierdoor is het maken van menselijke handelingsfouten tot een minimum beperkt.

Losse voedingscomponenten, zoals vetemulsie, en specifieke aminozuren, zoals glutamine en arginine, kunnen naast de TPV apart via het infuus worden toegediend. Afhankelijk van de mogelijkheden, de kennis en het verbruik zal er gekozen worden voor een kant-en-klaarproduct of voor het zelf mengen van de voedingen.

Parenterale voeding kan worden samengesteld uit de volgende componenten:

- aminozuren met of zonder elektrolyten in diverse concentraties (25–100 g eiwit/l);
- glucose met of zonder elektrolyten in diverse concentraties (50–700 gram/l);
- vetemulsie: op basis van sojaolie, olijfolie, olie met korteketenvetzuren, visolie of gesynthetiseerd vet ('structured lipids') (100–200 gram/liter);
- specifieke aminozurenoplossing: glutamine, arginine;
- wateroplosbare vitamines;
- vetoplosbare vitamines, met of zonder vitamine K;
- combinatie van water- en vetoplosbare vitamines;
- spoorelementen;
- elektrolyten (natrium, kalium, calcium, magnesium, fosfaat).

Steeds vaker worden kant-en-klaarproducten gebruikt. Dit zijn zakken van 500 tot 2.500 ml, die bestaan uit twee of drie compartimenten. Doordat de unieke voedingsstoffen dankzij sealnaden los van elkaar worden gehouden en er geen vitamines, elektrolyten en spoorelementen zijn toegevoegd, is de houdbaarheid op kamertemperatuur ongeveer twee jaar.

De inhoud van de compartimenten is bij elkaar te brengen door druk uit te oefenen op de voedingszak. Daardoor breken de sealnaden tussen de compartimenten en de vloeistoffen worden gemengd. Vitamines, spoorelementen, elektrolyten, medicatie (insuline) en/of extra vocht worden vlak voor het voeden toegevoegd. Door het mengen van deze producten is de osmolariteit van het eindproduct tussen de 1.200–1.600 mOsm/l.

Als de voedingsstoffen gemengd zijn, is de zak voeding maximaal 24 uur houdbaar. Langer houden kan alleen indien de voeding is bereid in een erkende steriele ruimte en daarna in de koelkast bij een temperatuur van 4–7 °C bewaard wordt. Van belang is een goede etikettering door de bereider met de datum van bereiding, uiterste gebruiksdatum, eventuele toevoegingen en naam van de patiënt. Parenterale voeding kan niet worden ingevroren, omdat daarmee de fysische en chemische stabiliteit verloren gaat.

De volgende vormen van kant-en-klare parenterale voeding zijn verkrijgbaar:

- twee-in-één: een combinatie van glucose en aminozuren, met of zonder elektrolyten;
- drie-in-één: een combinatie van glucose, aminozuren en vet, met of zonder elektrolyten.

5.3.1   Macronutriënten

5.3.1.1   Energie

De energie in de TPV is afkomstig van glucose, vetemulsie en aminozuren. Hoewel dit door apothekers vaak niet wordt gedaan, moet de energie uit aminozuren wel worden meegerekend bij de energieberekening. In de analyse van de

TPV-producten wordt dan ook een onderscheid gemaakt tussen totaalenergie en energie uit niet-eiwitproducten. Door het aanbod van energie in het lichaam via de parenterale weg wordt de lever direct belast met energieleveranciers.

Voor volwassenen is de behoefte aan energie 25 kcal per kilogram ideaal lichaamsgewicht. In geval van ernstige stress kan dit oplopen tot 30 kcal per kilogram ideaal lichaamsgewicht (Bragaa et al. 2009). Voor prematuren en kinderen gelden andere aanbevelingen (Joosten et al. 2018). Hyperalimentatie (gedefinieerd als meer dan 40 kcal/kg) wordt gezien als een van de grootste risicofactoren voor het ontwikkelen van leverproblemen in de vorm van cholestase (Kelly 2010).

5.3.1.2 Aminozuren

De behoefte aan aminozuren is volgens de richtlijnen optimale voeding bij ziekte 1,2–1,5 g/kg lichaamsgewicht. Bij inname van aminozuren in de vorm van eiwit uit de voeding via de enterale weg moet altijd rekening worden gehouden met niet-volledige absorptie. De opname van eiwitten, polypeptiden en aminozuren via de darm is afhankelijk van het aanbod in het substraat, zoals aangeboden in de darm. Bij TPV komt het aanbod direct in de bloedbaan. Er is dus geen verlies. Omdat er geen onderzoek is gedaan naar een eventueel verlaagde behoefte bij het aanbod van aminozuren in de bloedbaan, geldt ook voor deze toedieningsweg 1,2–1,5 g eiwit/kg lichaamsgewicht.

Het aminozuurmengsel moet qua samenstelling overeenkomen met de behoefte van het lichaam. Een goede mix van essentiële, semi-essentiële en niet-essentiële aminozuren maakt de benutting van de geïnfundeerde aminozuren optimaal. Bij het bepalen van het assortiment van parenterale voedingsproducten is het dus goed te kijken naar het aminozuurpatroon van de aangeboden oplossing.

De toepassing van ziektespecifieke aminozuren, zoals arginine en glutamine, staat ter discussie. Deze aminozuren zijn als aparte oplossing verkrijgbaar en worden vooral aangeraden om perioperatief te suppleren bij patiënten met grote abdominale ingrepen, hartchirurgie en trauma's (CBO 2007). De aminozuren nemen als product het grootste volume in bij de TPV. Beperken van de vochttoevoer betekent dus ook beperken in de eiwittoevoer. Als er gekozen moet worden om een substraat te verminderen, is het beter een energieleverancier (glucose of vet) te beperken dan de aminozuren.

5.3.1.3 Glucose

In de geschiedenis van parenterale voeding is glucose het eerste nutriënt dat voor intraveneuze toediening werd toegepast. Het is de belangrijkste energieleverancier en de behoefte aan glucose volgt uit de energiebehoefte. Bij gebruik van TPV bestaande uit aminozuren en glucose zal er meer glucose gegeven moeten worden dan wanneer er ook vetemulsie wordt gebruikt. Het streven is om maximaal 5 mg/kg/minuut of 250 g/24 uur te geven: meer geeft bij volwassenen problemen bij de verwerking van glucose en kan hyperglykemie veroorzaken (Staun et al. 2009). Zeker bij patiënten met bestaande diabetes en/of insulineresistentie is monitoring van de bloed-glucosewaarde tijdens het geven van TPV van belang. Suppletie van kortwerkende insuline, eventueel in de voedingszak, kan hierdoor nodig zijn. Door het toevoegen van insuline (Novorapid®) in de voedingszak kan worden voorkomen dat bij het stoppen van de TPV-toevoer en doorgaan van de insuline(pomp) een hypoglykemie ontstaat.

5.3.1.4 Vet

Vet in de parenterale voeding functioneert als belangrijke bron van energie en essentiële vetzuren. Het wordt toegevoegd in de vorm van een vetemulsie, variërend van 10–30 % vet in een oplossing met emulgatoren. Om een stabiele parenterale voeding te creëren is er een minimale hoeveelheid van 10–12 % van het totaalvolume in de vorm van vetemulsie nodig. Is dit niet het geval, dan kan de TPV 'breken' en zullen de geëmulgeerde vetbolletjes aan elkaar gaan hechten, waardoor de partikels groter worden met de kans op het ontstaan van embolieën.

Indien vet parenteraal wordt toegediend, wijkt het af van vet dat via de normale fysiologische weg wordt verkregen, en vraagt dus ook om zorgvuldige toediening. Voor volwassenen wordt als maximum 1 g vet/kg aangehouden, bij kinderen is een maximum van 3 g vet/kg het voorschrift. (Staun et al. 2009; Lapillonne et al. 2018).

Sojaolie (samen met saffloerolie) was tot begin deze eeuw de meest gebruikte bron van vetzuren in parenterale voeding. Sojaolie bevat de essentiële vetzuren linolzuur (C18:2n-6) en alfalinoleenzuur (C18:3n-3). De laatste jaren zijn er andere vetemulsies beschikbaar gekomen. Deze ontwikkeling is mede ontstaan door de bijwerkingen van sojaolie, zoals leverfunctiestoornissen.

De meeste nieuwe vetemulsies worden geleverd als combinatie van onderstaande vetten:

– olijfolie;
– olie met korteketenvetzuren;
– visolie.

5.3.1.5 Bijwerkingen vetemulsie

Het gebruik van vetemulsies op basis van omega-6-vetzuren, zoals sojaolie, zou bijdragen aan leverfunctiestoornissen (Intestial Failure Associated Liver Disease). Omega-6-vetzuren zouden de peroxidatie van vetten stimuleren, het immuunsysteem negatief beïnvloeden en precursoren zijn voor inflammatie (Wanten en Calder 2007).

Soja- en olijfolie bevatten fytosterolen (plantensterolen zoals campesterol, b-sitosterol en stigmatol). Bij bewerking voor klinisch gebruik kan het gehalte fytosterolen gereduceerd worden, maar niet totaal geëlimineerd. Deze fytosterolen worden geassocieerd met een verminderde galsecretie en worden beschreven als hepatotoxische en cholestatische componenten van de vetemulsies op basis van soja.

5.3.1.6 Visolie

Vetemulsies op basis van visolie bevatten de omega-3-vetzuren docosahexaeenzuur (DHA; 22:6n-3) en eicosapentaeenzuur (EPA; C20:5n-3). DHA en EPA functioneren als precursor voor de 3- en 5-series eicosanoïden en hebben zo een anti-inflammatoire werking. Daarnaast lijkt het erop dat omega-3-visvetzuren de hepatische lipogenese remmen en zorgen voor een effectiever triglyceridemetabolisme en een verhoogde biliaire secretie.

Visolie-emulsies bevatten geen fytosterolen, maar zijn wel rijk aan alfa-tocoferol (vitamine E). Alfa-toceferol wordt als antioxidant aan de emulsie toegevoegd om oxidatieve schade aan het vet te voorkomen, maar zou ook een rol kunnen spelen bij de hepatoprotectieve werking.

Het enige omega-6-vetzuur dat in visolie-emulsies voorkomt, is arachidonzuur. Dit vetzuur wordt in zeer kleine hoeveelheden aan de emulsie toegevoegd. Deze kleine hoeveelheid biedt mogelijk protectie tegen essentiële vetzuurdeficiëntie (EVD). Net als alfa-tocoferol zouden ook deze meervoudig onverzadigde vetzuren een rol kunnen spelen bij de protectie tegen oxidatieve schade.

5.3.1.7 Vetmetabolisme bij TPV

De vetemulsie wordt direct, dus zonder gebruik van de lymfebaan, via de bloedbaan naar de lever getransporteerd. De lever moet het vet in de niet-gebruikelijke vorm van vetzuren synthetiseren en dit kan bij verstoring van de leverfunctie (infectie, leverfalen) problemen geven in de verwerking van de vetemulsie. De tolerantie van de lever is dan laag en dit is af te lezen aan de leverwaarden, met name het bilirubine totaal. Dit duidt op een mate van cholestase, die alleen door obstructie (galwegproblematiek) of toedienen van intraveneus vet veroorzaakt (gestimuleerd) wordt.

Bij verhoogde bilirubinewaarden (> 20 μmol/l) is het advies tijdelijk de vetemulsie uit de TPV te halen en het gemis aan energie te compenseren door meer glucose toe te dienen.

De andere leverwaarden, zoals aspartaat-aminotransferase (ASAT), alanine-aminotransferase (ALAT), g-glutamyltransferase (G-GT) en alkalisch-fosfatase (AF), hebben bij stijging boven normaalwaarden veelal een andere achtergrond, zoals medicatie, galstenen of alcoholgebruik. Stijging van triglyceriden (TG) tijdens het geven van intraveneuze vetemulsie is een uiting van slechte klaring door de lever. Door de TPV met vetemulsie intermitterend (bijvoorbeeld over de nacht) te geven kan dit weer genormaliseerd worden.

108 T.A.J. Tas en N.M. van Rijssen

Tabel 5.1 Producten voor intraveneuze toediening van micronutriënten

product	fabrikant	samenstelling	bijzonderheden
Vitintra adult®	Fresenius Kabi	vitamine A, D, E en K	aangepast aan de behoefte van volwassenen
Vitintra infant®	Fresenius Kabi	vitamine A, D, E en K	aangepast aan de behoefte van kinderen
Cernevit®	Baxter	water- en vetoplosbare vitamines	bevat geen vitamine K
Soluvit®	Fresenius Kabi	wateroplosbare vitamines	
Supliven®	Fresenius Kabi	spoorelementen voor volwassenen: ijzer, zink, koper, selenium, mangaan, fluor, jodium, molybdeen, chroom	
Nutryelt®	Baxter	spoorelementen voor volwassenen: ijzer, zink, koper, selenium, mangaan, fluor, jodium, molybdeen, chroom	
NutriTrace®	B. Braun	spoorelementen voor volwassenen: ijzer, zink, koper, selenium, mangaan, fluor, jodium, molybdeen, chroom	
Peditrace®	Fresenius Kabi	spoorelementen voor kinderen < 1 jaar: zink, koper, fluor, jodium, selenium, mangaan	bij gebruik > 2 weken evalueren en evt. suppleren; bevat geen ijzer
Decan®	Baxter	spoorelementen voor volwassenen: ijzer, mangaan, koper, zink, fluor, selenium, molybdeen, chroom	

5.3.2   Micronutriënten

5.3.2.1   Vitamines en spoorelementen

De twee-in-één- en drie-in-éénvoedingen moeten worden aangevuld met vitamines en spoorelementen. Deze zijn niet in de standaardzakken aanwezig. Er is een aantal commerciële vitaminepreparaten voor intraveneuze toediening beschikbaar (tab. 5.1). Veelal zal een ziekenhuisapotheek voor de instelling een keuze maken uit het beschikbare assortiment.

Er zijn producten met wateroplosbare vitamines, vetoplosbare vitamines en combinatieproducten. Verder zijn er producten voor kinderen en volwassenen. Ga er overigens niet van uit dat wanneer de ziekenhuisapotheek 'de vitamines' toevoegt, deze in alle behoeften voorzien. Bekijk de samenstelling en evalueer het effect van de toediening van deze producten door middel van bloedonderzoek. Een belangrijk aandachtspunt hierbij is dat, wanneer er slechts één standaardvolume van TPV voorradig is en er dagelijks minder toegediend wordt, er dus ook minder micronutriënten gesuppleerd worden!

5.3.2.2 Elektrolyten

De twee-in-één- en drie-in-éénzakken worden met en zonder elektrolyten geleverd. Meestal wordt ervoor gekozen om TPV met elektrolyten toe te dienen aan de patiënt. In geval dat er geen TPV-oplossingen met elektrolyten beschikbaar zijn, dienen alle elektrolyten (natrium, kalium, calcium, magnesium, fosfaat) op maat gesuppleerd te worden.

Het is mogelijk dat de patiënt een (tijdelijk) verhoogde behoefte heeft aan elektrolyten door verhoogde verliezen via braken, diarree, fisteloutput en stomaoutput. Veelal gaat een verhoogde behoefte aan elektrolyten gepaard met een verhoogde behoefte aan vocht. Suppletie van vocht en/of elektrolyten naast de TPV is dan te adviseren. Het suppleren van elektrolyten in de TPV-zak kan alleen binnen de waarden die geadviseerd worden door de fabrikant (kader 1).

Kader 1 Elektrolyten in TPV

Basishoeveelheden elektrolyten *per liter* TPV voor een volwassen persoon:

- natrium: 40–50 mmol;
- kalium: 30 mmol;
- calcium: 3 mmol;
- magnesium: 2 mmol;
- fosfaat: 10–15 mmol (nb: 500 ml 20 % vetemulsie bevat 7,5 mmol P uit fosfolipiden).

Maximale toevoegingen zijn op te vragen bij de fabrikanten van de supplementen.

5.3.3 Overige toevoegingen

Naast vitamines en spoorelementen kunnen ook andere stoffen worden toegevoegd aan de TPV-zakken. Het toevoegen van stoffen aan de parenterale voeding is gebonden aan richtlijnen die worden uitgegeven door de fabrikant (GPM-Z 2011).

Insuline

Insuline kan in de voedingszak gesuppleerd worden. Het voordeel hiervan is dat de insuline dan gekoppeld is aan de glucosetoediening. Bij plotseling stoppen van de TPV zal er geen overdosering insuline zijn.

Overige geneesmiddelen

Een aantal geneesmiddelen kan aan de TPV worden toegevoegd. Overleg dit met de ziekenhuisapotheker die de specificaties van de fabrikant kan opvragen.

5.4 Toediening

TPV is een hoog-osmolaire oplossing (> 1.100 mOsm/l) en moet in het bloed gebracht worden via een bloedvat dat snel voor verdunning van de oplossing zorgt. Perifere toediening van TPV kan alleen met een oplossing voor perifeer gebruik met een osmolariteit van maximaal 750 mOsm/l. Een hogere osmolariteit irriteert de perifere vaatwand en leidt tot ernstige ontsteking van het bloedvat. TPV wordt klinisch vaak uit praktisch oogpunt continu toegediend. Cyclisch voeden ontlast echter de lever enkele uren per dag en tevens kan de CVC enkele uren per dag afgesloten worden met een Taurolidine-'slot' om CVC-infecties te voorkomen (Bisseling et al. 2010; Wouters et al. 2017).

5.4.1 Toedieningswegen

5.4.1.1 Centrale vene

Afgestemd op de duur van de behandeling, de toegankelijkheid van de vaten (mogelijk aanwezige trombose), de mogelijke complicaties bij inbrengen, de termijn van voeden en het comfort voor de patiënt wordt bij elke patiënt gekozen voor de optimale vene (Pittiruti et al. 2009). De centrale venen die gebruikt kunnen worden voor de toediening van TPV zijn:

- De *vena subclavia* (op de borst onder het sleutelbeen): dit is de meest praktische voor de patiënt en zou de minste kans op infectie en trombose geven (McGee en Gould 2003).
- De *vena jugularis* (in de hals): deze is bij een niet-getunnelde katheter kwetsbaar voor dislocatie en infectie. Bovendien is deze plaats ongemakkelijk voor een niet-gesedeerde patiënt. Voor een getunnelde katheter is het echter een prima bloedvat om te gebruiken. De genoemde bezwaren zijn in dat geval namelijk niet van toepassing.

- De *vena femoralis* (in de lies): deze ligt in een gebied dat sterk infectiegevoelig is bij een ongetunnelde katheter. Dit bezwaar geldt minder bij een naar de buik getunnelde katheter. De vena femoralis geeft wel vaker een mechanische complicatie en trombose.
- De *vena basalica* of *vena cephalica* (in de arm): deze wordt gebruikt bij een zogeheten perifeer ingebrachte centraal veneuze katheter (PICC) (Pironi et al. 2016).

5.4.1.2 Perifere vene

Perifere toediening (in de aderen van de extremiteiten) van parenterale voeding kan overwogen worden als overbrugging naar het plaatsen van een centraal veneuze lijn. Deze voedingen bevatten een beperkte hoeveelheid voedingsstoffen en energie, omdat de perifere vaten snel geïrriteerd raken door een hoog-osmolaire voeding. Het gebruik van TPV zonder vetemulsie heeft een hoge osmolariteit; een oplossing van maximaal 750 mOsm/l wordt geadviseerd voor perifere voeding. Flebitis is de meest voorkomende complicatie van perifeer toegediende parenterale voeding.

5.4.1.3 Soorten katheters

Er zijn vele soorten katheters die gebruikt kunnen worden voor de toediening van parenterale voeding. De keuze is afhankelijk van de duur van voeden, de vraag of er ook andere producten via de vene gegeven moeten worden (cytostatica, antibiotica, bloedproducten), de toegankelijkheid van de vaten en het comfort voor de patiënt (Moureau en Chopra 2016; Pittiruti et al. 2009).

Perifeer infuus
Dit is geschikt voor zeer kortdurende toediening (minder dan drie dagen) van TPV ter overbrugging voor voeden via een centrale vene. Er kan *géén* volledige voeding worden toegediend, omdat een te hoge osmolariteit (> 750 mOsm/l) zeer snel een ontstekingsreactie indiceert in het perifere bloedvat.

De niet-getunnelde centraal veneuze katheter
Deze wordt ingebracht bij de verwachting dat er middellang (minder dan drie maanden) TPV gegeven gaat worden (fig. 5.1). Deze katheter is vastgehecht of met speciale katheterfixatiepleisters vastgeplakt op de huid.

Perifeer ingebrachte centraal veneuze katheter (PICC)
Deze is bedoeld voor middellang gebruik (tussen 3–12 maanden) (Woller et al. 2016). Deze katheter is een goed alternatief voor een perifeer aangelegd infuus (fig. 5.2). De PICC wordt röntgenologisch of onder echogeleiding in de arm ingebracht en mondt uit in een centraal veneus vat. Hierdoor kan volledige TPV met

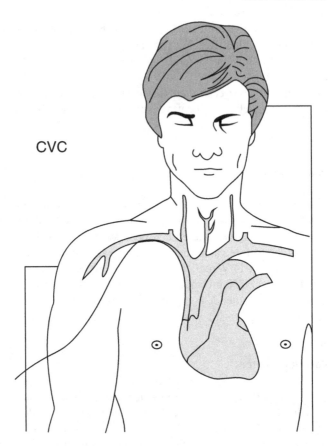

Figuur 5.1 Niet-getunnelde centraal veneuze katheter

hoge osmolariteit gegeven worden. Het grote voordeel is dat de katheter perifeer wordt ingebracht. Een punctie van de long (pneumothorax) als complicatie bij een centraal veneuze katheter is dan niet mogelijk (Al Raiy et al. 2010).

Getunnelde centraal veneuze katheter (CVK)
Deze katheter is voor langdurig (maanden tot jaren) voeden via de centraal veneuze weg. De weg van insteek opening/huidpoort naar het bloedvat wordt verlengd door onder de huid een 'tunnel' aan te leggen. Op de katheter zit een verdikking, de zogeheten 'cuff', die vastgroeit in de huid en zorgt voor stabilisatie van de katheter in de huidpoort.

Centraal veneuze katheter met een enkel lumen of meerdere lumina
Door een katheter met één lumen kan slechts één product tegelijkertijd worden toegediend. Indien er behalve TPV ook gedurende lange tijd andere intraveneuze toediening nodig is (bijv. cytostatica of langdurig antibiotica), kan het zijn dat de TPV moet wijken voor het geneesmiddel. Dit gaat ten koste van de

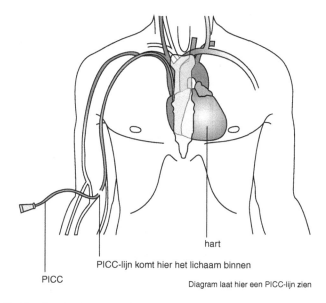

hart

PICC-lijn komt hier het lichaam binnen

PICC

Diagram laat hier een PICC-lijn zien

Figuur 5.2 Perifeer ingebrachte centraal veneuze katheter (PICC)

voedingstoestand. Indien er langdurig ook andere producten toegediend moeten worden, is het daarom in sommige gevallen aan te raden om een katheter met verschillende lumina (twee tot drie) in te brengen. Een groot nadeel van meerdere lumina is dat de infectiekans groter wordt vanwege de toename van het aantal entreepoorten. Daarom gaat de voorkeur uit naar het plaatsen van een katheter met enkel lumen en te onderzoeken of de inlooptijden van de verschillende te infunderen middelen op elkaar kunnen worden afgestemd. Op deze manier lopen de te infunderen middelen na elkaar in, over één enkel lumen. Het grootste risicomoment voor een infectie is het aan- en afkoppelmoment van de voedingszakken. Er is dan een directe open verbinding met de bloedbaan via het uiteinde van de katheter. Het is daarom aan te raden om een naaldvrij, desinfecteerbaar afsluitventiel te gebruiken (bijv. de Bionecteur®). Wanneer dit op de juiste wijze wordt gebruikt, worden de risicomomenten voor infectie beperkt.

Onderhuids geïmplanteerde poortkatheter
Deze katheter staat ook bekend als de Port-a-cath® of PAC (fig. 5.3). Onder de huid wordt een kunststof of chirurgisch metalen kastje met siliconenmembraan geïmplanteerd. Aan dat kastje zit een kathetertje dat in een centrale vene wordt gelegd. Voor het gebruik van de katheter dient het kastje met een speciale naald via het siliconenmembraan te worden aangeprikt. Het voordeel van deze katheter is dat de naald na de infusie verwijderd kan worden en je het systeem niet echt meer ziet en dat het comfortabel is.

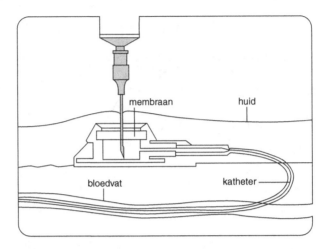

Figuur 5.3 Onderhuids geïmplanteerde poortkatheter (Port-a-cath® of PAC)

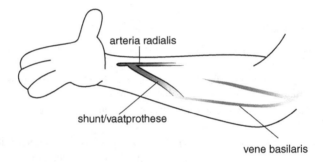

Figuur 5.4 Shunt

Perifeer geïmplanteerde poortkatheter (Pass-port®)
Deze werkt volgens hetzelfde principe als de PAC, met dien verstande dat bij de Pass-port® het kastje met membraan perifeer wordt ingebracht. De katheter wordt via een perifere vene opgeschoven tot in de vena cava superior.

Shunt
Deze toedieningsweg is geschikt voor het zeer langdurig toedienen van TPV en wanneer de andere toedieningswegen niet meer goed mogelijk zijn. Een shunt is een operatief, veelal in de arm, aangelegde verbinding tussen een slagader en een ader (fig. 5.4). Via deze verbinding stroomt het bloed van de slagader in de ader, waardoor vervolgens in de ader een hogere druk ontstaat en het bloed sneller gaat stromen. De ader zet daardoor uit en krijgt een steviger wand, zodat de shunt gemakkelijk is aan te prikken. Door de shunt aan te prikken met een naald die is aangesloten op het toedieningssysteem met daaraan de voeding, is het mogelijk de TPV de bloedbaan in te laten lopen. Het duurt ongeveer zes weken voordat de shunt gebruikt kan worden (Versleijen et al. 2009).

5.5 Complicaties parenterale voeding

5.5.1 Kathetergerelateerde complicaties

5.5.1.1 Pneumothorax

Bij het plaatsen van een centraal veneuze katheter is het aanprikken van een long-tip een mogelijke complicatie. Daarom moet na plaatsing van de katheter altijd een röntgenfoto worden gemaakt om te kijken of de tip van de katheter (distale gedeelte van de vena cava superior, ongeveer 2 cm boven het rechteratrium) op de juiste plaats ligt en om een eventuele pneumothorax uit te sluiten. Als de patiënt na plaatsing kortademig wordt, dient de foto herhaald te worden.

5.5.1.2 Dislocatie

Een centraal veneuze katheter kan door een of andere oorzaak verschoven worden. Anders dan bij een voedingssonde mag de katheter *nooit* worden teruggeschoven: de eventuele bacteriën die aan de buitenkant van de katheter zouden zitten, worden dan direct de bloedbaan in geduwd. Er moet een röntgenfoto worden gemaakt om te bekijken of de katheter nog op de juiste plaats (distale gedeelte van de vena cava superior, ongeveer 2 cm boven het rechteratrium) in het bloedvat zit. Als dit niet zo is, zal de katheter verwijderd moeten worden en eventueel een nieuwe geplaatst moeten worden.

5.5.1.3 Verstopte katheter

Een verstopping in de katheterlijn kan ontstaan door een bloedstolsel, neerslag van medicijnen of door componenten in de voeding. Om een verstopte katheter succesvol open te krijgen is het belangrijk te achterhalen wat de oorzaak van de verstopping is.

De stabiliteit van de voeding kan aangetast worden door bepaalde medicijnen, met gevaar voor het breken van de vetemulsie. Medicijnen kunnen de chemische stabiliteit van de voedingsstoffen negatief beïnvloeden. Ook kan de stabiliteit van het geneesmiddel veranderen. Medicijnen kunnen een neerslag vormen die zich aan de katheterwand hecht. Wanneer de katheter voor het gebruik en voor en na het toedienen van medicatie en/of TPV met minimaal 10 ml NaCl 0,9 % goed wordt doorgespoeld, is de kans op neerslag minimaal.

Ook vetaanslag of calciumneerslag kan een katheter verstoppen. Het is niet bekend of vet en calcium zich primair hechten aan de katheterwand of dat er een emulgator bij betrokken is. Dat vetten vaak verantwoordelijk zijn voor verstoppingen lijkt zeker. Uit in-vitro-onderzoek bij verwijderde katheters blijkt dat vetten een witte, crèmeachtige substantie kunnen vormen. Verstopping door voeding ontstaat zelden acuut. Door inweken met een basische oplossing (0,1 % natron-loog) volgens een vast protocol (loogprotocol) kan de katheterduur worden ver-lengd (Bader et al. 2007).

Een bloedstolsel aan de binnenkant van de centraal veneuze katheter of vor-ming van fibrine aan de kathetertip kan eveneens een verstopping veroorzaken. Deze verstoppingen ontstaan vaak acuut. Trombusvorming speelt een sleutelrol bij kolonisatie en infectie van de katheter. Wanneer een goed antistollingsbeleid wordt gevoerd, is de kans op een trombosegerelateerde verstopping klein. Is er toch een bloedstolsel in de katheter, dan kan er met urokinase volgens een vast protocol getracht worden de levensduur van de katheter te verlengen (Mitchell et al. 2009).

5.5.1.4 Infectie

Naast verstopping van de katheter is infectie van de katheter de andere grootste zorg bij parenterale voeding. Bij onvoldoende zorgvuldigheid rond de manipula-ties van de katheter en de verschoningen van afsluitdopjes en/of pleisters wordt incidentie van wel 20 % en meer gevonden. Bij voldoende aandacht daalt dit tot zo'n 3 % in de ziekenhuispopulatie. Bij patiënten met parenterale voeding thuis is het zelfs een zeldzame complicatie.

De besmettingsbron blijkt vooral de aansluitplaats van het infuussysteem aan de katheter te zijn en in veel mindere mate de insteekopening van de katheter in de huid. Het is daarom op klinische gronden niet goed mogelijk de katheter als oorzaak voor koorts aan te wijzen. Wellicht om deze reden blijkt kathetersepsis veel vaker te worden vermoed dan het kan worden aangetoond. De meeste onder-zoeken laten zien dat de katheter in driekwart van de gevallen om deze reden ten onrechte wordt verwijderd. Om onnodig verwijderen van de katheter te voorko-men verdient het aanbeveling om de diagnose kathetersepsis via bloedkweken (perifeer en uit de katheter) te bewijzen. Als de klinische toestand het toelaat, kan er eerst een breedspectrumantibioticum gestart worden en kan men de uitslag van de kweken afwachten voor verdere behandeling en of verwijdering van de katheter (Sauerwein en Tas 2006; Pironi et al. 2016).

Bij een schimmelinfectie of een *Staphylococcus aureus* moet de katheter in principe verwijderd worden om verdere complicaties te voorkomen. Wanneer het inbrengen van een nieuwe katheter meer dan de gebruikelijke problemen zou kun-nen opleveren, kan een behandeling met antibiotica worden overwogen; uiteraard alleen als de klinische toestand dit toelaat. De aard van het micro-organisme moet wel bij de beslissing worden betrokken. Na maximaal 72 uur moet het gewenste resultaat (daling van de lichaamstemperatuur naar normaal) bereikt zijn. Als dat niet het geval is, dient de katheter alsnog te worden verwijderd. Bij een gunstig resultaat en afhankelijk van wat voor micro-organisme er uit de bloedkweken komt, dient de behandeling met antibiotica nog 2–6 weken te worden voortgezet. Wanneer er na het stoppen van de antibiotica een recidief positieve bloedkweek met hetzelfde micro-organisme blijkt te zijn, is sterilisatie van de katheter blijk-baar niet mogelijk en dient de katheter alsnog te worden verwijderd.

In geval van persisterende koorts bij negatieve bloedkweken dient nog intensiever naar andere infectiebronnen te worden gezocht. Zijn deze niet aanwijsbaar en gaat het om een 'kostbare' katheter, dan kan men deze over de voerdraad verwisselen. De katheter kan dan in het laboratorium nader worden onderzocht. Blijkt er sprake te zijn van een geïnfecteerde katheter, dan dient de nieuwe ook verwijderd te worden, omdat door de wisseling de nieuwe katheter waarschijnlijk ook geïnfecteerd is geraakt (O'Grady en Chertow 2011).

5.5.2 Voedingsgerelateerde complicaties

5.5.2.1 Elektrolytstoornissen

In de parenterale voeding dient een veilige hoeveelheid elektrolyten aanwezig te zijn als basis. Afhankelijk van eventueel verlies (diarree, stoma, braken of fistels) of onderliggende ziekte (bijv. een nierfunctiestoornis) kan het zijn dat de basishoeveelheid niet voldoende of juist te groot is. Bij een teveel aan elektrolyten wordt de voeding aangepast. Deze wordt dan omgezet van 'kant-en-klare' voeding naar een door de apotheker 'op maat' gemaakte voeding. Bij een tekort aan elektrolyten zal er suppletie moeten plaatsvinden.

Bij kortdurend gebruik van parenterale voeding is het te adviseren om de elektrolyten via een infuus naast de voeding te suppleren. Is dit voor langere tijd, dan kunnen elektrolyten toegevoegd worden aan de TPV. Houd er wel rekening mee dat er per voeding en volume een maximale toevoeging mag worden gegeven. Het is te adviseren om bij langdurige suppletiebehoefte de specificatie op te vragen bij de fabrikant. In beide gevallen (te hoge of te lage waarde van elektrolyten) zal er evaluatie van bloedwaarden moeten zijn om het effect van de suppletie te controleren.

5.5.2.2 Hypo- of hyperglykemie

Parenterale voeding bevat een grote hoeveelheid glucose. Veel patiënten krijgen 250–300 gram glucose per dag, wat overeenkomt met ± 3 mg/kg/minuut. Een gezond lichaam kan tot 5 mg/kg/minuut goed verdragen zonder dat er stoornissen ontstaan in het glucosemetabolisme, maar de zieke mens heeft grote kans op een stoornis in de vorm van insulineresistentie. Hyperglykemie is dan mogelijk.

Als de infusiesnelheid hoog is (in het bijzonder bij intermitterend voeden), geeft het lichaam een bepaalde hoeveelheid insuline af die door een abrupt stoppen niet gecompenseerd kan worden. Het plotseling staken van de glucosetoevoer kan dan leiden tot een hypoglykemie.

Voor een juiste glucoseregulatie is daarom het volgende van belang:

– regelmatige controle van bloedglucosewaarden;
– bij verhoogd bloedglucose overwegen om extra insuline toe te dienen – dit kan
  via een pomp, maar bij voorkeur via de voeding (niet de voeding aanpassen);
– bij intermitterend voeden gebruikmaken van het 'taper-up'- en 'taper-down'-
  programma van de pomp: hierbij wordt de snelheid van infusie bij aanvang en
  voor het stoppen gehalveerd, waardoor het lichaam tijdig de insulinesecretie kan
  aanpassen.

5.5.2.3 Leverfunctiestoornissen

Afwijkingen in de waarden van de leverfuncties, zoals bilirubine totaal, ASAT,
ALAT, AF en G-GT, komen bij parenterale voeding vaak voor en worden toegeschreven aan overmatige glucose- of vettoediening, essentiële vetzuurdeficiëntie,
toediening van te weinig aminozuren of een oplossing met niet-gebalanceerde
samenstelling. Twee- tot viervoudige stijgingen van de leverenzymen tijdens
parenterale voeding zijn gebruikelijk en nader onderzoek is hierbij niet nodig
zolang de waarden niet verder stijgen. Dit niveau wordt meestal binnen één tot
twee weken bereikt; een verdere stijging daarna is ongebruikelijk.

Indien het bilirubine verder stijgt of icterus ontstaat (een stijging van het totaal-
gehalte bilirubine tot > 20 mmol/l in het lab) moeten eerst andere oorzaken dan
parenterale voeding worden uitgesloten. Hyperalimentatie (> 40 kcal/kg bij volwassenen) is een onafhankelijke variabele voor het optreden van cholestase.

Icterus is echter uiterst ongebruikelijk. Leververvetting en cholestase met
infiltratie met ontstekingscellen in de galwegdriehoekjes zijn daarbij de patholo-
gisch-anatomische beelden. De pathofysiologie is onduidelijk. Waarschijnlijke
oorzaken zijn galstenen, endotoxinen en fytosterolen. De eerste twee hangen
samen met de pathofysiologische veranderingen in de functie en structuur van de
darm wanneer deze niet gebruikt wordt. Fytosterolen en fytostanolen bevinden
zich in de vetemulsie en zijn stoffen afkomstig uit de celwand. (De vetemulsie
wordt uit plantaardige oliën gewonnen, niet aanwezig in vetemulsie uit vis.) Het
lichaam is niet goed in staat deze stoffen te klaren en er zijn publicaties die een
verband suggereren tussen de hoogte van de plasmaspiegel van deze stoffen en het
ontstaan van icterus (Forchielli et al. 2010).

Toepassing van omega-3-vetzuren in de acute fase van leverproblematiek bij
de toediening van TPV heeft bij kinderen goede resultaten. Het stoppen van de
toevoer van sojavetten en de daarmee toegediende fytosterolen zou een verklaring
zijn voor dit gunstige effect. Daarbij komt nog het anti-inflammatoire effect van
omega-3-vetzuren en een hoge dosering tocoferol en het stoppen van de toevoer
van pro-inflammatoire omega-6-vetzuren. Tevens wordt de toevoer aan energie
sterk verlaagd bij het stoppen van de vetemulsie (10 kcal/gram vet). De dosering
is 1 g/kg/dag van een 10 %-oplossing van visolie-emulsie. Indien de leverfunctie dankzij deze therapie verbetert, kan langzaam weer een andere vetemulsie

geïntroduceerd worden: starten met één keer per week en dan uitbreiden. Dit vanwege de toevoer van essentiële vetzuren die niet allemaal aanwezig zijn in de omega-3-vetemulsie. Blijft de patiënt slecht reageren op de vetemulsie, dan is een totale stop van vetemulsie voor langere periode (> 6 maanden) geen bezwaar. Er is bij volwassenen geen rapportage van klinische uitingen van essentieel vetzuurtekort bij langdurig niet toedienen van een vetemulsie. Als er een kleine tolerantie is van vet, luidt het advies om wekelijks 500–1.000 ml van een 20 %-vetemulsie (bij voorkeur een combinatie van MCT/LCT en omega-3-vetzuren) toe te dienen (Koletzko en Goulet 2010; De Meijer et al. 2010; Raman en Allard 2007).

5.5.2.4 Osteoporose

Patiënten die langdurig parenteraal gevoed worden, kunnen last krijgen van osteoporose. Veranderingen in de botstructuur ontstaan significant vaker bij patiënten met de ziekte van Crohn en bij patiënten die langer dan zes maanden thuis parenteraal gevoed worden. Bij langdurig TPV thuis dient jaarlijks een DEXA-scan (Dual-emission X-ray absorptiometry oftewel röntgenfoto van het skelet) gemaakt te worden om achteruitgang van de botstructuur te evalueren. Bij een aangetoonde osteoporose kan gekozen worden om gedurende drie tot vijf jaar te behandelen met bisfosfonaten (Acca et al. 2007).

5.5.2.5 IJzerdeficiëntie

Parenterale voeding bevat weinig ijzer. In 10 ml spoorelementenoplossing zit 20 μmol ijzer3+. Bij langdurig gebruik van TPV en bloedverlies (M. Crohn, bloedingen darm, enz.) is evaluatie van de ijzerstatus zeker nodig. IJzer kan slechts beperkt worden toegevoegd aan TPV en bij een bewezen tekort zal naast de TPV intraveneuze ijzersuppletie gegeven moeten worden.

Een bijwerking van het intraveneus toedienen van ijzer is een daling van het fosfaat. Zeer dikwijls is het nodig om fosfaat te suppleren (oraal of intraveneus) voor en/of na het toedienen van een ijzerinfuus. Daarom is het aan te raden om voor, en vijf en tien dagen na het toedienen van ijzer de fosfaatspiegels te controleren middels bloedonderzoek.

5.5.2.6 Vitaminedeficiëntie

De intraveneuze vitaminepreparaten bevatten een hoeveelheid vitamines die voor de meeste patiënten ruim voldoende is. Bij een ernstige deficiëntie bij aanvang van TPV is het echter niet mogelijk om de aanwezige deficiëntie op te heffen. Suppletie van de tekorten is dan nodig via extra i.v. (intraveneuze) of i.m. (intramusculaire) suppletie van bijvoorbeeld vitamine B_1, B_2 of B_{12}. De vetoplosbare vitamines blijken bij langdurig gebruik van TPV met de juiste suppletie bij een aantal chronische gebruikers verlaagd, vooral als patiënten niet dagelijks TPV met deze vitamines aangeboden krijgen. Orale suppletie van hoge doseringen van deze vitamines kan het tekort opheffen (5.000 E vitamine A dagelijks, 25.000–50.000 IE vitamine D 1–3 keer per week). Indien een preparaat zonder vitamine K gebruikt wordt, wordt geadviseerd om dagelijks 150–200 µg vitamine K te suppleren.

5.5.2.7   Refeeding

Wanneer iemand ernstig ondervoed is en start met TPV, dan is het mogelijk dat de patiënt het refeedingsyndroom ontwikkelt. Door te snel te starten met voeding, kunnen (ernstige) elektrolytstoornissen, symptomatische vitamine B_1-deficiëntie en vochtretentie optreden. De patiënten die een verhoogd risico hebben op het refeedingsyndroom moeten worden geïdentificeerd en behandeld volgens het refeedingprotocol. Het Nederlands Voedingsteamoverleg (NVO) geeft hiervoor een advies.

5.5.3   Complicaties toedieningswijze

De maximale snelheid van toedienen van TPV wordt beperkt door de reactie van het lichaam op de voedingscomponenten en het volume. Voorbeelden van patiëntengroepen die klachten krijgen bij te snel inlopen van TPV:

– Patiënten met hartfalen hebben een beperkte mogelijkheid voor het verwerken van grote hoeveelheden i.v. toegediend vocht. Door geleidelijk de snelheid te verhogen zal een maximale toedieningssnelheid (150–200 ml/uur) bepaald kunnen worden, waarbij geen klachten optreden.
– Patiënten met sclerodermie en verhoornde opperhuid zullen bij een snelle toediening van TPV een gespannen gevoel in de huid ervaren. Ook bij hen zal door geleidelijk opvoeren van infusiesnelheid een maximale tolerantie bepaald kunnen worden.
– Vooral bij mensen met een insulineresistentie ten gevolge van ziekte kan bij het snel stoppen van parenterale voeding een reactieve hypoglykemie optreden.

Als TPV in minder dan 24 uur wordt toegediend, moet de toedieningssnelheid bij het starten van en voor het afkoppelen van de TPV gedurende minimaal 30 minuten gehalveerd worden; dit om grote schommelingen in de toevoer van glucose te voorkomen. Op de meeste infusiepompen zit hiervoor een aparte taper-up- en taper-down-stand. Hiermee moet altijd rekening gehouden worden, vooral als de enterale voeding nog weinig koolhydraten bevat en de TPV met hoge glucosetoevoer vervalt. Hypoglykemieverschijnselen als transpireren, slaperigheid en trillende handen zijn dan mogelijk.

Wordt TPV in minder dan 24 uur toegediend, dan wordt de katheter na afkoppelen van de voeding doorgespoten met minimaal 10 ml NaCl 0,9 %-oplossing om resten van de TPV uit de katheter te spoelen. Na dit doorspoelen wordt meestal een zogeheten slot op de katheter gezet met een vloeistof die ervoor zorgt dat eventueel terugstromend bloed in de katheter niet coaguleert (heparine 100^E/ml) en/of een aseptisch middel (TauroSept®) (Bisseling et al. 2010; Wouters et al. 2017).

5.6 Evaluatie voedingsbeleid

De geforceerde toediening van vocht, voedingsstoffen en elektrolyten in de bloedbaan moet zorgvuldig gemonitord worden. Afwijkingen in de elektrolytenhuishouding en in de lever- en nierfunctie komen dikwijls voor als comorbiditeit bij de ziekte van de patiënt, maar ook door de intraveneuze toediening van nutriënten. De diëtist en andere hulpverleners moeten deze afwijkingen kunnen interpreteren en eventuele consequenties voor de toediening van voeding kunnen overwegen. Een goede evaluatie van het effect van de toegediende voedingsstoffen is belangrijk. Bij aanvang van klinische voeding dienen de waarden te worden vastgesteld, zoals die staan vermeld in tab. 4.3.

Afwijkende waarden moeten in de klinische setting regelmatig (afhankelijk van het ziektebeeld dagelijks tot tweemaal per week) worden geëvalueerd. Bij niet-afwijkende waarden zal het effect van de voeding op het metabolisme klinisch wekelijks tot een aantal keer per jaar bij een stabiele chronische patiënt vervolgd moeten worden, afhankelijk van het ziektebeeld, de toegediende geneesmiddelen en elektrolyten (Wanten et al. 2011).

5.7 Overgang naar of combinatie met enterale of orale voeding

Totale parenterale voeding geeft vaak minder verzadigingsgevoel dan voeding via de enterale weg (Stratton en Elia 1999). Als een patiënt start met voeding per sonde of oraal naast parenterale voeding, zal de eetlust door de TPV meestal niet gereduceerd worden, al is het wel mogelijk. Patiënten geven soms aan een licht misselijk gevoel te hebben, vooral bij het toedienen van intraveneuze vetemulsies.

De overgang naar een andere vorm van voeden gebeurt via de volgende stappen:

– enterale voeding 10–20 ml/uur gedurende 24 uur, uitbreiden per 6 uur met 20 ml (zie protocol enterale voeding);
– indien na twee tot drie dagen blijkt dat de voeding via de enterale weg goed gaat (> 50 % van behoefte), kan TPV gestaakt worden.

5.8   Parenterale voeding thuis

Als voeding via de enterale weg ook na herstel en na ziekenhuisopname niet mogelijk is, kan de parenterale voeding thuis worden gecontinueerd. De incidentie van parenterale voeding thuis is laag: in Nederland zijn ongeveer 500 patiënten langdurig aangewezen op deze wijze van voeden en dit aantal breidt zich niet snel uit.

Alle literatuur benadrukt de noodzaak van gespecialiseerde teams. In Nederland zijn twee centra die deze wijze van voeden in de thuissituatie begeleiden, voor zowel kinderen als volwassenen. Dat zijn de TPV-thuisteams van het Amsterdam UMC locatie AMC en het Radboudumc te Nijmegen. Deze centra trainen de patiënt in zelfzorg rond de katheter en TPV, en bieden daarbij 24 uur per dag achterwacht. Ook de voeding en hulpmiddelen worden via deze teams geregeld.

Parenterale voeding in de thuissituatie is geïndiceerd wanneer chronisch gebruik nodig is of voor een overbruggingsperiode tot heroperatie. Parenterale voeding wordt niet geadviseerd in de palliatieve fase van het leven omdat deze niet bijdraagt aan de kwaliteit van leven die in deze fase grotere prioriteit heeft. De parenterale voeding geeft geen verbetering van het ziekteproces en kan bij complicaties, zoals infectie, veel discomfort opleveren. Dit houdt overigens niet in dat in de palliatieve fase geen gebruik mag worden gemaakt van parenterale voeding.

Parenterale voeding gebruiken in de thuissituatie is een multidisciplinair transmuraal proces. Dit proces start bij de zaalarts, verpleegkundige en diëtist die de indicatie hiervoor stellen. Is er een indicatie, dan moet gekeken worden of de patiënt zelf de verzorging kan oppakken. Als dat het geval is, kan de patiënt hiervoor worden opgeleid in een van de TPV-thuiscentra. Is de patiënt niet in staat de voedingstoediening en de verzorging van de toedieningsweg zelf uit te voeren, dan is het mogelijk dit door gespecialiseerde thuiszorg te laten doen. Ook in dat geval is het aan te raden de coördinatie van deze voeding bij de gespecialiseerde centra onder te brengen.

Bij een stabiele patiënt in de thuissituatie is evaluatie per drie tot zes maanden van belang om eventuele deficiënties in de voeding of ontregelingen in de elektrolytenstatus tijdig te onderkennen. Dit geldt zeker als een patiënt volledig afhankelijk is van TPV. Soms is dit levenslang het geval en ontstaan er in de loop der tijd complicaties als slechte toegankelijkheid van de bloedbaan, recidiverende infecties of ernstige sociale problematiek.

Het is van groot belang om de patiënt goed voor te lichten over mogelijke complicaties van het gebruik van TPV en regelmatig contact te hebben. Zo is het gemakkelijker om inzicht te krijgen in de specifieke situatie van de patiënt en in te schatten of lichamelijk onderzoek of bloedonderzoek nodig is om eventuele verstoringen van elektrolyten, leverfunctie, nierfunctie of andere klachten te kunnen monitoren en zo nodig te corrigeren of behandelen.

Bij sommige patiënten is een dunnedarmtransplantatie (DDTx) de enige moge-lijkheid om de enterale toegangsweg te herstellen. De risico's van deze operatie zijn groot; de operatie wordt in Nederland in het Universitair Medisch Centrum te Groningen uitgevoerd. Indicaties voor DDTx zijn een zeer slechte toegang tot de bloedbaan, ernstige leverschade en slechte kwaliteit van leven (Pironi et al. 2011).

Patiëntenvereniging Binnen de Crohn en Colitis Ulcerosa Vereniging (CCUVN) bestaat een werkgroep short bowel die ook de belangen van patiënten met TPV thuis behartigt. Deze werkgroep geeft regelmatig een nieuwsbrief uit. (Zie ook https://tinyurl.com/Short-bowel.)

5.9 Tot besluit

TPV is een belangrijke behandelmethode om ernstig zieke patiënten optimaal te kunnen voeden als de enterale voedingsweg niet (voldoende) beschikbaar is. De behandeling is niet zonder risico's en moet dus goed overwogen worden inge-zet. Er is weinig kennis over parenterale voeding bij artsen en verpleegkundi-gen, omdat het relatief weinig toegepast wordt. De diëtist kan hierbij een grote rol spelen door zich te verdiepen in de producten die in het ziekenhuis gebruikt worden, de patiënten goed te volgen en indien nodig het advies te geven de patiënt door te verwijzen naar een gespecialiseerd TPV-centrum (de expertisecentra in Amsterdam en Nijmegen). Door de juiste hoeveelheid TPV voor te schrijven, te adviseren in de monitoring van de patiënt en intermediair te zijn bij eventueel gebruik van TPV in de thuissituatie, kan de diëtist eraan bijdragen dat TPV veilig kan worden gebruikt.

Literatuur

Acca M, Ragno A, Francucci CM, D'erasmo E. Metabolic bone diseases during long-term total parenteral nutrition. J Endocrinol Invest. 2007;30(Suppl. 6):54–9.

Allison SP. History of nutritional support in Europe pre-ESPEN. Clin Nutr. 2003;22(Suppl. 2):1–76.

Al Raiy B, Fakih MG, Bryan-Nomides N, Hopfner D, Riegel E, Nenninger T, Rey J, Szpunar S, Kale P, Khatib R. Peripherally inserted central venous catheters in the acute care setting: a safe alternative to high-risk short-term central venous catheters. Am J Infect Control. 2010;38(2):149–53.

Bader SG, Balke P, Jonkers-Schuitema CF, Tas TAJ, Sauerwein HP. Evaluation of 6 years use of sodium hydroxide solution to clear partially occluded central venuous catheters. Clin Nutr. 2007;26(1):141–4.

Bisseling TB, Willems MC, Versleijen MW, Hendriks JC, Visser RK, Wanten GJ. Taurolidine lock is highly effective in preventing catheter-related bloodstream infections in patients on home parenteral nutrition: a heparin-controlled prospective trial. Clin Nutr. 2010;29:464–8.

Braga M, Ljungqvist O, Soeters P, Fearon K, Weimann A, Bozzetti F. ESPEN guidelines on parenteral nutrition: surgery. Clin Nutr. 2009;28:378–86.

CBO. Consensus richtlijn perioperatief voedingsbeleid. Utrecht: CBO; 2007.

De Meijer VE, Gura KM, Meisel JA, Le HD, Puder M. Parenteral fish oil monotherapy in the management of patients with parenteral nutrition-associated liver disease. Arch Surg. 2010;145(6):547–51.

Forchielli ML, Bersani G, Tala S, et al. The spectrum of plant and animal sterols in different oil-derived intravenous emulsions. Lipids. 2010;45:63–71.

Joosten K, Embleton N, Yan W, Senterre T, the ESPGHAN/ESPEN/ESPR/CSPEN working group on pediatric parenteral nutrition. ESPGHAN/ESPEN/ESPR/CSPEN guidelines on pediatric parenteral nutrition: Energy. Clin Nutr. 2018;37(6):2309–14.

Kelly DA. Prevening parenteral nutrition liver disease. Early Hum Dev. 2010;86(11):683–7.

Koletzko B, Goulet O. Fish oil containing intravenous lipid emulsions in parenteral nutrition-associated cholestatic liver disease. Curr Opin Clin Nutr Metab Care. 2010;13(3):321–6.

Lapillonne A, Fidler Mis N, Goulet O, Van den Akker CHP, Wu J, Koletzko B; ESPGHAN/ESPEN/ESPR/CSPEN working group on pediatric parenteral nutrition. ESPGHAN/ESPEN/ESPR/CSPEN guidelines on pediatric parenteral nutrition: Lipids. Clin Nutr. 2018;37:2324–36.

McGee DC, Gould MK. Preventing complications of central venous catheterization. N Engl J Med. 2003;348(12):1123–33. Review.

Mitchell MD, Anderson BJ, Williams K, Umscheid CA. Heparin flushing and other interventions to maintain patency of central venous catheters: a systematic review. J Adv Nurs. 2009;65(10):2007–21.

Moureau N, Chopra V. Indications for peripheral, midline and central catheters: summary of the MAGIC recommendations. Br J Nurs. 2016;25(8):S15–24.

O'Grady NP, Chertow DS. Managing bloodstream infections in patients who have short-term central venous catheters. Cleve Clin J Med. 2011;78(1):10–7.

Pironi L, Joly F, Forbes A, et al. Home artificial nutrition & chronic intestinal failure working group of the European Society for Clinical Nutrition and Metabolism (ESPEN). Long term follow-up of patients on home parenteral nutrition in Europe: implications for intestinal transplantation. Gut. 2011;60(1):17–25.

Pironi L, Arends J, Bozzetti F, Cuerda C, Gillanders L, Jeppesen PB, et al.; Home Artificial Nutrition & Chronic Intestinal Failure Special Interest Group of ESPEN. ESPEN Guidelines on chronic intestinal failure in adults. Clin Nutr. 2016;35(2):247–307.

Pittiruti M, Hamilton H, Biffi R, Macfie J, Pertkiewicz M. ESPEN guidelines on parenteral nutrition: central venous catheters. Clin Nutr. 2009;28:365–77.

Raman M, Allard JP. Parenteral nutrition related hepato-biliary disease in adults. Appl Physiol Nutr Metab. 2007;32(4):646–54.

Sauerwein HP, Tas TAJ. Moet de diepe lijn bij bacteriëmie wel of niet direct verwijderd worden? Een waarschuwing tegen te snelle verwijdering. Ned Tijdschr Geneeskd. 2006;150(28):1563.

Singer P, Berger MM, Van den Berghe G, Biolo G, Calder P, Forbes A, Griffiths R, Kreyman G, Leverve X, Pichard C. ESPEN guidelines on parenteral nutrition: intensive care. Clin Nutr. 2009;28:387–400.

Staun M, Pironi L, Bozzetti F, Baxter J, Forbes A, Joly F, Jeppesen P, Moreno J, Hébuterne X, Pertkiewicz M, Mühlebach S, Shenkin A, Van Gossum A. ESPEN guidelines on parenteral nutrition: home parenteral nutrition (HPN) in adult patients. Clin Nutr. 2009;28(4):467–79.

Stratton RJ, Elia M. The effects of enteral tube feeding and parenteral nutrition on appetite sensations and food intake in health and disease. Clin Nutr. 1999;18(2):63–70.

Stratton RJ, Elia M. Who benefits from nutritional support: what is the evidence? Eur J Gastroenterol Hepatol. 2007;19(5):353–8.

Versleijen MW, Huisman-de Waal GJ, Kock MC, Elferink AJ, Van Rossum LG, Feuth T, Willems MC, Jansen JB, Wanten GJ. Arteriovenous fistulae as an alternative to central venous catheters for delivery of long-term home parenteral nutrition. Gastroenterology. 2009;136(5):1577–84.

Wanten GJ, Calder PC. Immune modulation by parenteral lipidemulsions. Am J Clin Nutr. 2007;85(5):1171–84.

Wanten G, Calder PC, Forbes A. Managing adult patients who need home parenteral nutrition. BMJ. 2011;342:d1447.

Woller SC, Stevens SM, Evans RS. The Michigan Appropriateness Guide for Intravenous Catheters (MAGIC) initiative: a summary and review of peripherally inserted central catheter and venous catheter appropriate use. J Hosp Med. 2016;11(4):306–10.

Wouters Y, Theilla M, Singer P, Tribler S, Jeppesen P, Pironi L, et al. Taurolidine locking prevents catheter-related bloodstream infections in patients on home parenteral nutrition – a randomized controlled trial. Clin Nutr. 2017;36(Suppl. 1):S13.

Printed in the United States
By Bookmasters